中医药抗运动性疲劳研究

——螺旋藻复方与针灸足三里

朱梅菊 著

人民卫生出版社
·北京·

图书在版编目（CIP）数据

中医药抗运动性疲劳研究：螺旋藻复方与针灸足三里 /
朱梅菊著 . —北京：人民卫生出版社，2020.12
　ISBN 978-7-117-31140-3

　Ⅰ.①中⋯　Ⅱ.①朱⋯　Ⅲ.①螺旋藻属 - 复方(中药)- 应用 -
运动性疲劳 - 研究　②足三里穴 - 针灸疗法 - 应用 - 运动性
疲劳 - 研究　Ⅳ.① R289.59 ② R246.9

　中国版本图书馆 CIP 数据核字（2020）第 260345 号

人卫智网　www.ipmph.com	医学教育、学术、考试、健康，	
	购书智慧智能综合服务平台	
人卫官网　www.pmph.com	人卫官方资讯发布平台	

中医药抗运动性疲劳研究
螺旋藻复方与针灸足三里
Zhongyiyao Kang Yundongxing Pilao Yanjiu
Luoxuanzao Fufang yu Zhenjiu Zusanli

著　　者：朱梅菊
出版发行：人民卫生出版社（中继线 010-59780011）
地　　址：北京市朝阳区潘家园南里 19 号
邮　　编：100021
E - mail：pmph @ pmph.com
购书热线：010-59787592　010-59787584　010-65264830
印　　刷：三河市尚艺印装有限公司
经　　销：新华书店
开　　本：889×1194　1/32　**印张**：5.5　**插页**：2
字　　数：138 千字
版　　次：2020 年 12 月第 1 版
印　　次：2020 年 12 月第 1 次印刷
标准书号：ISBN 978-7-117-31140-3
定　　价：35.00 元

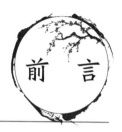

前　言

　　随着竞技运动水平的提高，大众健身热的兴起和生活节奏的加快，运动性疲劳的发生率越来越高。根据世界卫生组织（WHO）发布的消息，全世界有 10% 的成年人处于亚健康状态，而导致亚健康的首要原因是疲劳造成的脑力和体力透支（2001 年）。调查结果显示，日本每年有 1 万人因疲劳而猝死；我国有 24% 的人有疲劳症状，其中症状持续 3 个月以上者占 4%。如何尽快消除和延缓运动性疲劳的产生，提高运动竞技能力，一直是世界运动训练科学和运动医学领域的热点问题。

　　运用中医药抗运动性疲劳，具有独特的、多方面的作用，且毒副作用较少而日益成为国内学者研究的热点之一。中医药疗法包括中药和针灸等。中药主要包括单味中药、中药单体和中药复方。由于中药复方能根据实际情况的需要，选择较多的药物组合，从而具有单味中药不可比拟的优势，故备受重视。螺旋藻复方是本人根据运动性疲劳的中医证型特点，以螺旋藻为主药，并配伍黄芪、枸杞、淫羊藿（仙灵脾）、枳壳、丹参等组成。而针灸作为一种非药物疗法，其独特的疗效和安全、无毒副作用的特点，在抗运动性疲劳上具有较大的优势。但针灸消除运动性疲劳的研究在很大程度上尚处在效应观察这一水平上，缺乏对其作用机制的深入研究。足三里是强壮保健的要穴。为此，笔者用了近 10 年的时间从事螺旋藻

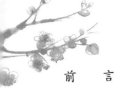

复方和针灸足三里抗运动性疲劳的作用效果及作用机制的研究。现将相关研究整理成书，供同行参考，不当之处，望批评指正。

在此感谢人民卫生出版社为本书的出版所付出的一切。感谢井冈山大学为本书的出版所给予的支持。

朱梅菊

2020年11月

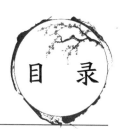

目　录

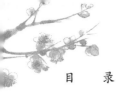

目 录

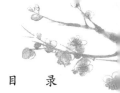

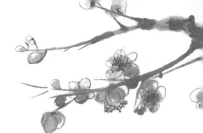

第一章 应用中医药抗运动性疲劳的研究现状

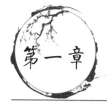

第一节 运动性疲劳的中医辨证分型研究

运动性疲劳散见于"劳倦""虚劳""虚损"等论述中,在中医古籍中常被描述为"懈怠""懈惰""四肢不用"等。中医对疲劳的认识已有一千多年历史。在中医古籍中,对运动性疲劳的发生有较多的论述,其中涉及的最主要的脏腑有脾、肝和肾。脾主运化,主肌肉,为后天之本。若运动过度,则会导致脾虚。正如李杲在《脾胃论》中所说"形体劳役则脾病"。脾虚,精气不得输布周身,则导致疲劳的发生。正如《素问·太阴阳明论》云:"今脾病不能为胃行其津液,四肢不得禀水谷气,气日以衰,脉道不利,筋骨肌肉,皆无气以生,故不用焉。"由此可见,脾气虚不能布散精微,肢体失养,为疲劳之根本病因。肝主筋,为"罢极之本",若运动过度则伤肝。《类经·藏象类》指出:"人之运动,由乎筋力,运动过度,筋必罢极。"故运动性疲劳的发生与中医肝脏密切相关。肾虚精血不足,肢体筋骨失其所养,必然出现疲劳。正如李杲在《脾胃论》中说:"形体劳役则脾病……脾病则下流乘肾。"肾为先天之本,藏精主骨,生髓、通于脑。肾的精气是体力的物质基础,肾气充足则体力强健。《灵枢·海论》所云"髓海不足,则脑转耳鸣,胫酸眩冒,目无所见,懈怠安卧",指出肾精不足、髓海失充而发生疲劳。辨证论治是中医治

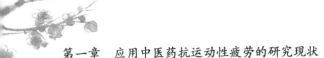

病的精髓和关键所在。因此,在这些理论的指导下,诸多学者对运动性疲劳进行中医辨证分型研究。概括起来主要有以下分型:

一、张世明等的中医辨证分型研究

张世明等[1]根据中医对疲劳证候的分型理论,紧密结合运动训练和比赛中常出现的疲劳证候特点,归纳总结出 3 个类型 5 种常见运动性疲劳证候,并制定出 5 种运动性疲劳证候的诊断标准。

(一)3 个类型

1. 形体疲劳　主要指肌肉、筋、骨与关节的疲劳,主要表现为肌肉酸困疼痛、筋骨关节疼痛等。

2. 脏腑疲劳　主要指受累的脏腑功能失调和下降,主要表现为脾胃功能失调、肝胃不和、脾阳虚弱、肾气(肾阴、肾阳)不足、月经失常等。

3. 神志疲劳　主要指精神和情志内伤,主要表现为虚烦不眠、精神不振、困倦厌训等。

(二)5 种常见运动性疲劳证候

5 种常见运动性疲劳证候即筋肉疲劳证、运动性失眠证、脾胃功能失调证、肾气不足证、月经失常证。诊断标准如下:

1. 筋肉疲劳证　①有肌肉强力活动史;②肌肉或筋腱酸痛;③发困、发紧、发硬;④压痛广泛,活动时肌肉酸痛乏力,动作不协调。诊断为该证必须具有第①条,以及后 3 条之一。

2. 运动性失眠证　①心烦不眠;②多梦、易醒;③夜寐不实。有其中任何 1 条均可诊断为该证。

3. 脾胃功能失调证　主要证候为胃脘胀、痛或不适。该证又可分为 3 型。①肝胃失和:多见胃脘胀痛不舒、纳减,口苦咽干、嗳气呕逆、胃酸,苔多薄白或薄黄,关脉多弦;②食积阻滞:

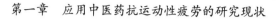

多见胃脘疼痛闷胀、嗳气不舒、恶心或呕吐酸腐、大便次数多、或肠鸣腹泻、舌苔多黄厚或腻、脉滑或弦；③脾胃虚弱：多见隐隐胃痛、喜暖喜按、纳少神倦、饮食无味、食入不化、大便稀溏、舌质淡、胖嫩、舌边可见齿印、脉多缓而无力。诊断时，若见上述主要证候，以及第①②③条中任一证型的辅助证候配合，均可诊断为该证。

4. **肾气不足证**　①肾阴虚证：口燥咽干、心烦失眠、手足心热、盗汗、腰痛或腰腿酸软或筋骨酸软、尿短便结、舌质红、少津少苔、苔薄黄、脉细数；②肾阳虚证：畏寒肢冷、口不渴、易出汗或自汗、尿清长、便溏、神疲乏力、腰膝酸软、舌质淡、舌体胖嫩、脉弱无力。由于肾虚是疲劳程度较重的证候，故诊断时应严格按照以上标准判定。

5. **月经失常证（针对女运动员）**　①月经不调：凡是月经周期或经量出现异常者，称为"月经不调"。以月经周期改变为主的有月经提前、月经延后、月经先后无定期、经期延长等。以经量改变为主的有月经过多、月经过少等。需注意的是，月经周期改变7天以上者，才可定为周期异常，如仅改变3~5天，且无其他明显症状，属正常范围。或偶尔超前、延后1次者，亦不属病态。各种月经不调情况均伴有月经量、色、质的异常及其他辅助证候。②痛经：见剧烈少腹疼痛，伴腰胀、酸痛，经色赤紫或紫黑，或有凝块，或色淡量少，喜按或拒按，遇热则减，遇寒加重等。③闭经：月经中断达3个月以上者，可诊断为"闭经"。凡有以上3种证候之一者，可诊断为月经失常。

（三）扩展证候

在上述基础上进一步扩展为3个类型12种常见疲劳证候。3个类型同时。12种常见疲劳证候为：

1. **筋肉疲劳**　多见筋肉酸胀或痛、压痛、麻木、僵硬、动作不协调、脉多弦等。

2. **关节、骨疲劳**　多见骨、关节酸胀或疼痛、压痛、微肿或

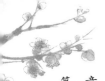

不肿、脉多弦等。

3. 神志疲劳 多见心烦不眠、夜寐不安、五心烦热、疲倦乏力、情绪不稳、困倦厌训等。

4. 脾胃失调 ①脾胃虚弱：多见厌食纳差、食少腹胀、口淡无味、便溏、乏力、舌淡齿印、脉多虚无力等；②食积阻滞：多见胃脘胀痛、厌食、吞酸打嗝、肠鸣矢气、便多或溏泄、下后症减、舌苔黄厚或腻、脉弦滑沉实等；③肝胃不和：多见胃脘及胁肋胀痛不舒、嗳气、呃逆、胃酸、心烦易怒、苔薄黄、脉弦等。

5. 气虚 多见神疲乏力、气虚懒言、厌食纳差、易感风寒、自汗、舌质淡、脉虚等。

6. 血虚 多见面色淡白、头晕眼花、心悸多梦、女性经少，脉细等。

7. 气血两虚 多见面色淡白、气短懒言、头晕耳鸣、心悸失眠、女性经少、舌淡脉弱等。

8. 肾元亏虚 ①肾阴虚：多见腰膝酸软或痛、筋骨关节酸软、五心烦热、眩晕耳鸣、记忆减退、男子遗精、女子闭经、舌红少津少苔、尺脉细数等；②肾阳虚：多见畏寒肢冷（腰膝以下尤甚）、精神困乏、面色㿠白、小便清长、夜尿频、男子阳痿、女子带下清稀、舌淡苔白、尺脉细弱等。

9. 阳虚 多见畏寒肢冷、口淡不渴或喜热饮、尿清便溏、舌淡胖齿痕、脉沉迟无力等。

10. 阴虚（津、液、精髓亏虚） 多见口燥咽干、口渴欲饮、大便干结、小便短黄、盗汗、五心烦热、耳鸣目涩、失眠、舌红少津少苔、脉细数等。

11. 阴阳两虚 多见畏寒肢冷、神疲乏力、眩晕耳鸣、心悸，腰酸、舌淡少津、脉细弱等。

12. 月经失常 多见月经先期、月经后期、月经先后无定期、月经过多、月经过少、经期延长、痛经、闭经等[2]。

二、林秋等的中医辨证分型研究

林秋等[3]根据中医气血津液学说和脏腑学说亦把运动性疲劳分为机体疲劳型、脏腑疲劳型和神志疲劳型3类。

1. 机体疲劳型　主要表现：四肢乏力，运动的肌肉酸痛，发硬，压痛，尤其是关节周围，并伴有不同程度的外感风寒，手足厥冷，肢体麻木，舌淡苔白，脉沉细等。

2. 脏腑疲劳型

（1）脾胃气虚证的主要表现：饮食减少，身体疲倦发软，肢体无力，少气懒言，易自汗，气短乏力，面色㿠白，大便稀溏，舌淡脉虚软。

（2）心脾两虚证的主要表现：心悸，健忘失眠，盗汗虚热，身体劳倦，饮食减少，面色萎黄，甚者便血，皮下紫癜，舌淡，苔薄白，脉细弱。

（3）肾阴虚证的主要表现：腰膝酸软，头晕目眩，耳鸣耳聋，盗汗，遗精，口渴时欲饮，骨蒸潮热，手足心热，舌燥咽痛，足跟作痛，小便细多，舌红少苔，脉沉细数。

（4）肝肾阴虚证的主要表现：胸脘胁痛，两足痿软，吞酸吐苦，咽干口燥，烦热口渴，大便秘结，舌红少津，脉细弦。

（5）肾阳不足证的主要表现：腰痛脚软，腰以下常有冷感，小腹不舒，小便不利，或小便反多，入夜尤甚，阳痿早泄，舌淡而胖，脉虚弱，以及其他伴随证候。

3. 神志疲劳型　主要表现：心悸失眠，虚烦神疲，梦遗健忘，手足心热，口舌生疮，气短乏力，头晕易汗，甚者神经衰弱，舌红少苔，脉细而数。

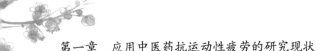

三、其他中医辨证分型研究

石幼琪等[4]研究认为,运动性疲劳中医肾虚证的常见证候为肾气虚、肾阴阳两虚、肾阳虚、肾阴虚。而肾气虚是运动性疲劳中医肾虚的主要证候。精神疲倦、四肢乏力、腰脊酸痛、头晕目眩、气短这5个症状可以作为运动性疲劳肾气虚辨证标准中的主要症状。

乔玉成[5]根据中医整体观念和辨证分型的原则,围绕现代疲劳产生的机制神经-内分泌-免疫功能失调进行。由于中医肾、脾、肝与运动性疲劳的关系密切,故在分型时要以肾、脾、肝为中心,结合肺心对疲劳的影响而确立。为此,通过对运动性疲劳的征象分析,结合临床经验,认为常见运动性疲劳应分为运动性肾虚(阳虚、阴虚)、运动性脾虚、运动性肝郁、运动性神疲、运动性心血虚、运动性脾肾两虚。各型前冠以"运动性"、后无"证",强调机体是处于暂时的功能失调状态,以区别于病理性运动疲劳(过度疲劳)。

刘娜[6]认为,阴虚内热亦是运动性疲劳的常见证型。分为4种情况:①心阴不足:五心烦热,潮热,盗汗,两颧发红,舌红少津,脉细数,严重可见心悸、失眠;②胃阴虚弱:口渴咽干,饥不欲食,大便干结,胃脘不舒,甚至隐痛,有时还可见干呕呃逆,舌红少津,脉细数;③肝阴虚弱:面部烘热,头晕耳鸣,两目干涩,甚至胁肋灼痛、烦躁易怒,舌红少津,脉弦细数;④肾阴虚弱:腰膝酸痛,眩晕耳鸣,失眠多梦,盗汗,烦热,咽干颧红,溲黄便干,舌红少津,脉细数。

盛文秀[7]将过度疲劳分为:①肝肾阴虚型:头痛,头晕,目眩,目涩,视物模糊,耳鸣,腰酸痛,咽干,五心烦热,盗汗,喜吐唾液,苔白薄微黄,质红,脉细而数;②心肾不交型:虚烦失眠,心悸不宁,健忘,头晕耳鸣,腰膝酸软,多梦遗精,小便短赤,潮热盗汗,脉细数,舌质红,苔少;③心脾两虚型:心悸怔忡,失眠多梦,健忘,食少,腹胀,倦怠,乏力,面色㿠白,或皮下出血,月经色淡量多,舌质淡嫩,苔白,脉细弱。

陶澜等[8]认为,运动性疲劳是正衰毒损的必然结果;随着运动强度的增加,诸邪丛生,各种毒邪大量停留,滞于血脉、经络,碍于脑窍、心神等,引起运动性中枢疲劳。因而在正气不足的基础上,毒邪也是急性运动性疲劳的基本病机,积毒和积损是过度训练的基本病机。并认为,运动性疲劳急性期以热毒为多,强调火热之极是谓毒,多指运动员激烈运动时,体温升高,面红、口渴、大汗、舌红、脉数等一派火热之盛之象。在运动性疲劳的恢复期可能出现的毒邪有:①痰毒:中医认为,劳倦内伤,脾气不足,运化无权,水湿内停,凝聚为痰,故有“脾为生痰之源”之说;或火毒灼津成痰,痰浊久积而成痰毒,兼有痰和毒的两种致病特性,以痰蒙神窍、阻滞脉络、持续昏蒙、舌苔黄垢而腻为主要特征,可见于运动性中枢疲劳及过度训练。②瘀毒:火热动血妄行,不循常道。中医认为,离经之血便是瘀,瘀血日久蕴结,兼有瘀和毒的两种致病特性,以毒滞脉络(血脉、经络、脑络)而现神志改变、病久不愈、疼痛麻木、舌质暗淡出现瘀点瘀斑为主要特征,可见于运动性中枢疲劳及过度训练。③寒毒:多见于阳虚体质,由血瘀、痰凝日久蕴积从化而成,兼有寒和毒的两种致病特性,以寒伤阳气、畏寒、毒滞脉络为主要特征,也可见于过度训练。乳酸堆积、γ-氨基丁酸(GABA)等氨基酸类神经递质在脑中的堆积、大量自由基的堆积等是产生“毒”的根源,强调用清热泻火的方法消除疲劳,是不能尽括病机的,必须用重剂解毒法。

熊若虹等[9]研究表明,女子手球运动员在高强度大运动量的长期训练中,由于大量出汗导致津液损伤,气亦随之而耗散。津液与血都以营养、滋润为主要功能,二者都属于阴。“阴虚则无气”反映了气血津液密切相关。阴液是气血盛衰的重要物质

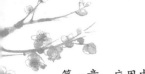

基础，阴阳互根，阳以阴为物质基础，阴亏易致阳虚，故运动员表现的阳虚征象绝大部分也是以阴亏为基础的。阴液不足导致脉络涸涩，血行涩滞，则易产生瘀血，因此阴液不足常是诸多致瘀因素的病机枢纽，也是疲劳积累发生的重要病理原因。因此，女子手球运动员的运动性疲劳在中医上主要表现为气血双虚和阴虚，当出现疲劳积累后则同时夹瘀。

参 考 文 献

[1] 张世明，虞亚明，马健，等. 运动性疲劳的中医分型与诊断研究 [J]. 体育科学，1998，18（6）：59-63.

[2] 荣海波，张世明. 张世明教授运动性疲劳中医分型诊断标准 [J]. 成都中医药大学学报，2017，40（4）：72-73.

[3] 林秋，王嵘，鄢行辉. 运动性疲劳的中医辨证论治 [J]. 嘉应学院学报，2016，34（11）：92-95.

[4] 石幼琪，周志宏，刘建红，等. 运动性疲劳中医肾虚证的辨证分型及其诊断标准 [J]. 中国临床康复，2006，10（19）：28-30.

[5] 乔玉成. 关于中医药抗运动性疲劳的立法思考 [J]. 北京体育大学学报，2000，23（4）：490-492.

[6] 刘娜. 中医养阴清热法治疗运动性疲劳 12 例效果分析 [J]. 吉林医学，2006，27（7）：798.

[7] 盛文秀. 过度疲劳的中医辨证论治 [J]. 中国体育科技，1980（16）：39-40.

[8] 陶澜，李增明. 从"毒"论运动性疲劳 [J]. 沈阳体育学院学报，2007，26（2）：67-68，79.

[9] 熊若虹，苏全生，王岚，等. 手球运动员大运动量训练的中医药调理 [J]. 成都体育学院学报，1998，24（3）：87-89.

第二节 运动性疲劳的中药复方治疗研究

运动性疲劳的中药治疗主要分为复方中药、单味中药和中药单体等三个方面。由于中药复方能根据运动员的各种表现，在中医辨证论治的指导下进行一系列的中药合理配伍，因而备受运动员的喜爱。其研究也是最多的。

健脾类复方中药抗运动性疲劳的研究

健脾类中药有人参、黄芪、山药、白术、甘草、白扁豆、大枣、饴糖、蜂蜜。代表方剂为补中益气汤、参术健脾丸、参苓白术散。于洋等[1]研究认为，"脾失健运"在分子生物学水平的意义可能是抗氧化酶含量下降，自由基相对增加，脂质过氧化反应增强，影响生物膜的物质转输、能量代谢及信息传递的功能。故由人参、白术、茯苓、甘草、山楂、麦芽、谷芽、陈皮、半夏等组成的健脾理气汤能提高脾气虚运动员血液中超氧化物歧化酶活性，增强消除自由基能力。文镜等[2]研究认为，补中益气汤可明显降低运动后血乳酸水平和提高运动后血尿素恢复速率，表明本方能显著提高机体对运动负荷的适应能力，对于加速激烈运动后疲劳的消除具有一定作用。杨锡让等[3]对多福尔口服液（人参、当归、黄芪、甘草等为主组成）进行了提高运动能力及抗疲劳的实验研究，结果表明多福尔口服液可显著提高中枢系统、呼吸系统及心血管系统的抗疲劳能力，可显著提高机体的抗氧化能力，可显著提高个体乳酸阈，增强有氧能力。杨维益等[4]观察了主要由党参、黄芪、山楂、枳壳等组成的健脾理气方对疲劳大鼠骨骼肌能量代谢的影响，发现治疗前的大鼠骨骼肌Ⅰ型肌纤维有氧氧化效率显著下降，Ⅱ型肌纤维的糖原含

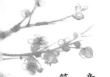

量锐减,糖酵解能力下降,骨骼肌中 ATP 酶含量降低,导致肌肉兴奋 - 收缩耦联障碍,而上述脾气虚表现经"补中益气汤"治疗后,有良好的恢复作用。樊晋华等[5]研究表明,健脾增免中药主要有黄芪、熟地黄、白术、茯苓、枸杞、菟丝子、麦冬等,有助于小鼠脾细胞的分裂、提高白细胞介素 -2(IL-2)活性、促进淋巴细胞对伴刀豆球蛋白(ConA)和脂多糖(LPS)的增殖反应能力,提示健脾增免中药可提高机体免疫功能;高剂量的健脾增免中药还能明显提高小鼠血清睾酮水平,提示其对调节内分泌激素水平有良好的作用;健脾增免中药能明显延长小鼠力竭性游泳时间,而且随着服药时间的延长,抗疲劳作用更加明显。潘珊珊等[6]研究表明,健脾生血中药能促进类脾虚运动性疲劳的消除,能显著降低由于运动性疲劳引起的升高的血乳酸浓度,并显著增加由于疲劳造成的血红蛋白和红细胞数的减少。健脾生血中药在补脾生血、改善运动性疲劳的同时,能显著增加血浆心钠素的含量,从而有利于心肌营养与代谢,促进心脏内分泌功能的恢复。武继彪等[7]研究表明,人参、麦冬、五味子、黄芪、当归等中药组成健身口服液(简称健身液),能明显增强机体耐力及免疫力,提高血清乳酸脱氢酶活力,减少运动中尿素氮的合成,加速运动后血尿素氮的恢复,明显减轻缺血大鼠心电图 ST 段偏移及 T 波降低的幅度,是一种有发展前途的增力抗疲劳营养补剂。李良鸣等[8]根据补气中药和活血中药具有类似自由基清除剂的作用,组成由补气活血中药所组成的复方,由黄芪、党参、当归、川芎、桃仁等补气活血中药为主组方,制成口服中药糖浆,能提高机体抗氧化酶的活性,阻抑运动所致的自由基代谢增强,保护组织细胞,并具有一定的抗疲劳作用。曹建民等[9]研究表明,由人参、黄芪、白术、田七、当归、红花等组成的补脾活血中药可以提高血清睾酮水平,加速肌糖原的恢复,增强小鼠的运动能力。此外,张艳红等[10]建议,《医学衷中参西录》中的升陷汤可用于治疗病后气力未复、勤于动作,临床表现气短不足以息,脉象沉迟微弱、关前尤甚等。方药:生黄芪六钱,知母三钱,柴胡一钱五分,桔梗一钱五分,升麻一钱[11]。李承等[12]利用升陷汤治疗低血糖症取得了良好效果。因此,在一些耐力项目中,疲劳主要是因为血糖下降,肝、肌糖原均消耗较大造成的。故可以尝试将升陷汤用于长距离运动项目。《内外伤辨惑论》中的"补中益气汤"专为因饮食劳倦过度而导致的脾胃气虚而设。运动性疲劳出现气虚兼有脾胃症状者,因证候相似,不妨试用。

参 考 文 献

[1] 于洋,于洪,赵中津. 健脾理气中药对脾气虚证运动员抗氧化能力影响的研究[J]. 沈阳体育学院学报,1995(3):14.

[2] 文镜,王津,吴玫. 补中益气汤和扶中汤对运动后血乳酸血尿素变化规律的影响[J]. 中草药,1992,23(5):257-259.

[3] 杨锡让,时庆德. 多福尔口服液提高运动能力及抗疲劳的实验研究[J]. 中国运动医学杂志,1999,18(4):369-370.

[4] 杨维益,梁嵘,李峰,等. 健脾理气方药与能量代谢的关系[J]. 北京中医药大学学报,1994,17(2):64-66,73.

[5] 樊晋华,侯明新,王方,等. 健脾增免中药对小鼠免疫机能及力竭性游泳运动能力的影响[J]. 中国运动医学杂志,2002,21(4):371-374,435.

[6] 潘珊珊,郑澜,陆爱云,等. 健脾生血中药促进运动性疲劳消除对血浆心钠素的影响[J]. 体育科学,2001,21(4):58-60.

[7] 武继彪,张玲,徐新刚,等. 健身口服液的药理研究[J]. 时珍国药研究,1997,8(4):311-312.

[8] 李良鸣,魏源,王步标,等. 补气活血中药和力竭运动对大鼠不同类型肌纤维自由基代谢的影响[J]. 中国运动医学杂志,1999,18(4):309-311,320.

[9] 曹建民,冯炜权. 补脾活血中药对小鼠运动时物质代谢机能的影响[J].

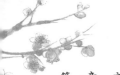

北京体育大学学报,1995,18(1):28-33.

[10] 张艳红,刘丽萍,董尚朴.中医五脏与运动性疲劳[J].中国运动医学杂志,2010,29(4):506-508.

[11] 张锡纯.医学衷中参西录[M].王云凯,杨医亚,李彬之,校点.石家庄:河北科学技术出版社,1985:157.

[12] 李承,张保伟.低血糖症从大气下陷论治[J].河南中医学院学报,2005,20(1):40-41.

补肾类复方中药抗运动性疲劳的研究

肾为先天之本,藏精主骨,生髓、通于脑。肾的精气是体力的物质基础,肾气充足则体力强健。《灵枢·海论》所云"髓海不足,则脑转耳鸣,胫酸眩冒,目无所见,懈怠安卧",指出肾精不足、髓海失充而发生疲劳。补肾类中药主要有淫羊藿、鹿茸、菟丝子、仙茅、附子、巴戟天、肉苁蓉、山茱萸、沙苑子等。补肾壮阳类中药大都以淫羊藿、肉苁蓉、巴戟天、冬虫夏草、鹿茸、熟地黄等为主要成分。常用补肾类中药复方有六味地黄丸、金匮肾气丸、参附汤等。吕国枫等[1]研究表明,冬虫夏草制剂Ⅰ(冬虫夏草发酵液加入枸杞、雄蚕蛾、淫羊藿、肉苁蓉、山楂等的提取液)和冬虫夏草制剂Ⅱ(冬虫夏草发酵菌丝加入雄蚕蛾、黑蚂蚁、鹿茸、淫羊藿等的提取液)具有显著的补肾壮阳作用,使去势大鼠的生殖器官重量增加,阴茎勃起潜伏期缩短,可使小鼠运动能力加强,运动性蛋白尿的发生率下降。王启荣等[2]研究表明,由枸杞、鹿茸、红景天、大枣等10余种中药组成的延伟口服液能纠正长期递增负荷游泳训练造成的大鼠血清和睾丸睾酮水平的明显降低。敖新平等[3]研究显示,金匮肾气丸组大鼠血清丙二醛(MDA)、血尿素氮(BUN)、肌酐(Cr)含量显著降低,血清超氧化物歧化酶(SOD)较单纯运动组明显升高;金匮肾气丸组体重增长和采食量增长趋势明显高于单纯运动组;金

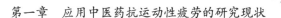

匮肾气丸对力竭性游泳运动疲劳雄性大鼠有明显的抗疲劳作用。武玉元等[4]研究表明,补肾中药复方右归饮可改善运动性低血睾酮,减缓对下丘脑-垂体-性腺轴(HPG轴)负反馈的抑制作用,改善HPG轴的功能,增加肌糖原和肝糖原的含量,有利于大运动量训练后机体的恢复。万劲等[5]以补肾原则组成含淫羊藿、锁阳等中药的补肾1号,以运动员为实验对象,结果表明补肾组服药后4mmol乳酸阈明显提高。4mmol乳酸阈是反映有氧能力的很好指标,它的提高表明补肾药物可以让机体承担更大的运动强度。另外,血清睾酮(T)、皮质醇(C)及血T/C比值是判断运动性疲劳和恢复的重要指标。乔玉成等[6]研究证实,由菟丝子、枸杞、覆盆子、五味子、车前子、淫羊藿、鹿茸、熟地黄、当归、炙甘草等中药组成,具有补肾壮阳之功,治疗男性不育效果明显的补充五子壮阳汤,长期服用能防止因大运动量训练导致的T/C比值下降,有助于延缓疲劳的产生,促进恢复,提高运动能力。崔建梅等[7]研究表明,由茯苓、菟丝子、淫羊藿、蛇床子等组成的补肾壮阳复方中药制剂——雪芙蓉胶囊,具有延缓衰老、益脑提神的作用,能提高大鼠的运动能力,延缓中枢疲劳,机制可能与此中药提高力竭运动大鼠血清T水平,同时降低大鼠血清C水平及下丘脑室旁核c-fos的过度表达有关。曹艳杰等[8]研究表明,补肾阴剂由熟地黄、山药、枸杞、牛膝、龟甲胶、菟丝子、陈皮、砂仁等组成,补肾阳剂由熟地黄、山药、肉桂、当归、淫羊藿、人参等组成,补肾阴和补肾阳的中药复方均可避免长期大负荷训练导致血睾酮的下降,且先补肾阴后补肾阳的组合序贯喂药方法对纠正运动性低血睾酮效果最明显。赵仙丽等[9]研究表明,由刺五加15g、仙茅5g、淫羊藿5g、黄芪6g、当归3g、党参3g组成的补肾复方具有提高大强度训练女运动员身体功能及维持T/C比值相对平衡的作用。

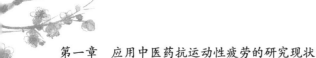

参 考 文 献

[1] 吕国枫,尚德静,任延波. 冬虫夏草制剂的补肾壮阳作用研究 [J]. 中国运动医学杂志,2004,23(2):193-195.

[2] 王启荣,周丽丽,李世成,等. 益气补肾中药对长时间递增负荷运动大鼠血清和睾丸睾酮水平的影响 [J]. 北京体育大学学报,2005,28(1):60-62.

[3] 敖新平,王明镇,王兴友,等. 金匮肾气丸抗雄性大鼠力竭性疲劳的研究 [J]. 时珍国医国药,2013,24(3):607-608.

[4] 武玉元,常波. 右归饮对递增负荷运动大鼠睾酮和物质代谢的影响 [J]. 天津体育学院学报,2006,21(2):132-134.

[5] 万劲,谢敏豪,邓静,等. 中医补肾药、补脾药对运动员机能状态及运动能力影响的综合观察 [J]. 中国运动医学杂志,1994,13(4):202-206.

[6] 乔玉成,张红娟,卢向阳,等. 补充五子壮阳汤对大运动量训练大鼠雄激素水平及运动能力的影响 [J]. 中国运动医学杂志,2004,23(3):307-308.

[7] 崔建梅,李中华,于芳,等. 补肾中药对过度训练大鼠运动能力及下丘脑室旁核 c-fos 表达的影响 [J]. 南京体育学院学报(自然科学版),2012,11(4):18-22.

[8] 曹艳杰,殷劲. 分阶段补肾阴补肾阳纠正运动性低血睾酮 [J]. 中国临床康复,2006,10(35):109-111.

[9] 赵仙丽,龚博敏,陆松廷,等. 补肾复方对大强度训练女运动员睾酮及皮质醇的影响 [J]. 辽宁中医杂志,2012,39(12):2374-2375.

脾肾双补类复方中药抗运动性疲劳的研究

李娜[1] 研究证实,由黄芪、何首乌、丹参、茯苓、黄芩、山药煎制而成的补肾益气中药水煎液可有效降低力竭运动状态中大鼠血乳酸浓度，对两种不同状态下大鼠肝糖原、肌糖原的含量都有促进作用。乳酸阈指的是机体代谢方式由有氧代谢为主开始向无氧代谢为主过渡的临界点。乳酸阈反映了机体最大摄氧量利用率。乳酸阈值越高，代表机体有氧工作能力越强。马林等[2]研究表明，由鹿茸、红参、当归、菟丝子、巴戟天等组成的脾肾双补中药复方能使运动员红细胞生成增多、血红蛋白增加、乳酸阈值提高、运动后 5 分钟和 1 分钟血乳酸值下降，提示该中药复方能使运动员的携氧能力和功能状态改善，有氧能力得到明显提高。孙远航[3]研究表明，由人参、黄芪、枸杞、肉苁蓉制成水煎液的参芪补剂有增强机体抗氧化损害的功效，以及延缓疲劳和提高血红蛋白水平的作用。脾肾双补之剂康力（人参、淫羊藿、三七等）能显著提高运动员血清免疫球蛋白 G（IgG）、免疫球蛋白 A（IgA）、免疫球蛋白 M（IgM）的水平，优于能提高免疫球蛋白的单纯补脾剂[4]。冯枫等[5]以肉苁蓉、人参等多味中药按一定比例配制而成的补肾益气类中药对运动员免疫球蛋白水平影响不大，但可提高血液中 IL-2 的浓度，从而保持免疫功能的稳定。王晨[6]以淫羊藿、黄芪、菟丝子、人参、当归等为主组成补气壮阳复方中药，配制成干粉，用药前 20 分钟溶于 5ml 水中，配制成药液，灌胃大鼠，表明该复方可提高机体的耐缺氧能力，尤其是大脑、心肌的耐缺氧能力，与高原训练、血液回输和促红细胞生成素（EPO）有相似作用。李宝茹等[7]研究表明，由淫羊藿、红参、制何首乌、灵芝、珍珠、枸杞、丹参、黄精和甘草 9 味中药组成的补肾益寿片中成药，具有抗疲劳和促进运动后疲劳恢复的作用。陈碧英等[8]报道了大鼠口服由熟地黄、黄芪等中药配方的水煎剂 2 周后，发现血清生长激素（GH）含量高于对照组，表明该制剂能促进内源性激素的再生，而 GH 和性激素间具有协同作用，在促进蛋白质合成上有重要作用。此外，GH 还能增加糖原含量，因此，该药在恢复疲劳上可能起积极作用。常世和等[9]选用由长白山名贵中药

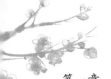

人参、鹿茸、黄芪等组成的运动保健用药——"参宝"作为运动补剂，发现其具有较强兴奋肾上腺皮质并促进皮质激素和雄性激素分泌的作用，这种作用类似于促肾上腺皮质激素（ACTH），从而可能影响和改变机体代谢和功能；并认为作为运用保健用药，参宝本身不含激素，但具有促进内源性激素分泌的作用，适合运动员训练和比赛中服用。石幼琪等[10]研究表明，人参、女贞子、枸杞、锁阳、黄芪、仙鹤草、杜仲等组成的补肾益元中药糖浆，能保护过度训练大鼠的睾丸间质细胞及细胞内线粒体结构，以维持睾酮的正常分泌、促进内源性睾酮的再生，并认为这种对睾丸组织结构的保护作用可能是延缓运动性疲劳肾气虚发生的机制之一。赵仙丽等[11]研究表明，由刺五加15g、仙茅5g、淫羊藿5g、黄芪6g、当归3g、党参3g组成的补肾复方具有提高大强度训练女运动员身体功能及维持T/C比值相对平衡的作用。随着新技术的应用和神经生物学研究的发展，运动性疲劳发生的中枢机制成为本领域的研究热点。其中，中枢神经系统5-羟色胺（5-HT）与多巴胺（DA）水平的变化是耐力运动中引发疲劳的重要神经生物学因素。薛建国等[12]研究表明，由人参、肉苁蓉、枸杞、茯苓、木香组成的强身丹，经水提醇沉、浓缩等，最后制成口服液，灌胃大鼠，可使模型动物全脑或不同脑区5-HT、DA及其代谢产物的水平发生变化。宋亚军等[13]研究表明，由人参、黄芪、川芎、茯苓等中药组成的补肾益气中药可使大鼠各脑区5-HT和DA的基本水平降低，各脑区5-HT对急性耐力运动反应的敏感性降低，说明补肾益气中药可以延缓中枢疲劳的出现，对长时间耐力性运动有利。练志宁等[14]研究表明，补肾中药右归饮，以及健脾理气中药四君子汤与补肾中药复方右归饮先后配合使用，均能显著降低大运动量训练大鼠脑组织5-HT的含量，而具有较明显的抗运动性中枢疲劳作用。

参 考 文 献

[1] 李娜. 补肾益气中药对大鼠抗疲劳影响的研究 [J]. 商丘职业技术学院学报, 2012, 11（2）: 121-124.

[2] 马林, 乔耕, 墙壮. 补肾方剂对运动员机能状态及有氧能力作用的观察 [J]. 湖北体育科技, 1997（4）: 33-35.

[3] 孙远航. 参芪补剂对力竭性游泳小白鼠心肌线粒体抗氧化损害的功效 [J]. 体育成人教育学刊, 2003, 19（3）: 41-42.

[4] 韩照岐, 尤玲华, 陈肃甫. 康力对运动员机能状态及运动能力影响的研究 [J]. 浙江体育科学, 1997, 19（3）: 37-41.

[5] 冯枫, 谢敏豪, 李国平. 补肾益气类中药对重竞技项目运动员免疫功能影响的观察 [J]. 中国运动医学杂志, 2003, 22（2）: 180-181.

[6] 王晨. 补气壮阳中药对消除大鼠运动性疲劳的影响 [J]. 体育与科学, 2004, 25（2）: 66-68.

[7] 李宝茹, 臧洁, 吴涛, 等. 补肾益寿片对小鼠力竭游泳时间及血清生化指标的影响 [J]. 中成药, 2013, 35（12）: 2741-2743.

[8] 陈碧英, 文平. 中药制剂对大鼠血清激素水平和运动能力的影响 [J]. 中国运动医学杂志, 1996, 15（2）: 106-110.

[9] 常世和, 王桂云, 董世平, 等. "参宝" 片对机体机能能力影响的研究 [J]. 中国运动医学杂志, 1991, 10（1）: 49-51.

[10] 石幼琪, 周志宏, 王奎, 等. 运动性疲劳肾气虚大鼠睾丸超微结构和性激素改变及补肾益元中药的作用 [J]. 中国运动医学杂志, 2007, 26（2）: 216-218.

[11] 赵仙丽, 龚博敏, 陆松廷, 等. 补肾复方对大强度训练女运动员睾酮及皮质醇的影响 [J]. 辽宁中医杂志, 2012, 39（12）: 2374-2375.

[12] 薛建国, 童元元, 戴慎, 等. 强身丹对 21 月龄大鼠记忆力及脑内单胺类神经递质的影响 [J]. 中医药研究, 1998, 14（2）: 23-26.

[13] 宋亚军, 孙勤枢, 王宁, 等. 益气升阳、活血安神中药复方对急性耐

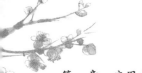

力运动后大鼠不同脑区单胺类神经递质的影响 [J]. 中国运动医学杂志, 2004, 23（1）: 38-41.

[14] 练志宁, 楚海月. 中药不同的调理方式对长时间递增负荷训练大鼠脑组织单胺类递质的影响 [J]. 沈阳体育学院学报, 2013, 32（3）: 81-84.

调肝类中药复方抗运动性疲劳的研究

肝主筋, 为"罢极之本", 若运动过度则伤肝。《类经·藏象类》指出:"人之运动, 由乎筋力, 运动过劳, 筋必罢极。"故运动性疲劳的发生与中医肝脏密切相关。陈家旭等学者 [1, 2] 从肝主疏泄出发, 提出"肝脾气化失常导致运动性疲劳"的理论, 以补益肝气、疏肝实脾为原则组方体复康（枳壳、山楂、黄芪、当归等）。疏肝理气复方"体复康"能纠正运动与泻下造成的肌肉能量代谢障碍, 能降低大鼠血浆 MDA, 提高血浆谷胱甘肽过氧化物酶（GSH-Px）和 SOD 活性, 减少肾 MDA 的生成, 提高肾脏过氧化氢酶（CAT）活性, 对神经肽 Y（NPY）有双向调节作用 [3]。且近年来, 学者们逐渐认识到运动性疲劳时既有气、血、精的被耗, 也有脏腑气机的暂时性失调; 而气化的失司, 尤其是肝气对脏腑、气血、情志的疏泄不及和不能有效地气化排泄运动中产生的湿浊等邪, 也是中医抗运动性疲劳时需要着重解决的问题。史丽萍等 [4] 从肝主藏血、主筋, 为罢极之本等理论出发, 观察了养肝柔筋方（当归、五味子、酸枣仁、木瓜等）的抗运动性疲劳作用, 发现该方可明显提高四氯化碳所致肝损伤小鼠的肝细胞和骨骼肌细胞的能荷而改善其能量代谢, 延缓疲劳的发生。疏肝活血的"调肝汤"能引起血中催乳素、雌二醇、孕酮等激素变化。赵中应等 [5] 研究表明, 疏肝补脾的中药制剂可以使损伤的肌纤维基本恢复正常, 并纠正能量代谢的异常。

参 考 文 献

[1] 陈家旭, 杨维益, 梁嵘. 中医药抗运动性疲劳研究概况与展望 [J]. 中国运动医学杂志, 1997, 16(1): 50-54.

[2] 马玉兰, 胡利民, 史丽萍, 等. 中医药抗运动性疲劳研究进展 [J]. 天津中医学院学报, 2002, 21(4): 48-50.

[3] 杨波, 林建棣. 运动性疲劳的中医研究进展 [J]. 中国临床康复, 2002, 6(23): 3558.

[4] 史丽萍, 胡利民, 马东明, 等. 不同程度肝损伤小鼠肝脏和骨骼肌能荷的变化及养肝柔筋方对其的影响 [J]. 天津中医学院学报, 2000, 19(3): 36-37.

[5] 赵中应, 冯世连, 宗丕芳. 理气扶正中药消除运动性疲劳过程中骨骼肌 α-肌动蛋白基因的表达 [J]. 中国运动医学杂志, 1998, 17(4): 309-311.

其他类中药复方抗运动性疲劳的研究

杨秀芹等[1]提出顺应四时五气的自然规律, 结合五脏在不同季节的功能活动变化规律来防治运动性疲劳。如春夏养阳、秋冬养阴是保持身体健康的重要手段, 中药治疗运动性疲劳时, 春天阳气升发, 以柴胡疏肝散为基础方, 酌加辛温药如荆芥类; 夏天以生脉散、炙甘草汤为主, 酌加辛温药藿香、生姜之类, 以抑阳气升发太过; 长夏湿热交蒸, 可以参苓白术散为主方, 酌加苍术、黄柏之类, 以除长夏湿热之邪; 秋季可以百合固金汤为主, 酌加芍药、乌梅之类, 生津养肺, 以顺秋降之气; 冬天阳气之潜藏, 宜以地黄丸为主, 酌加知母之类, 敛阴护阳, 以顺冬沉之气。安神定志中药有远志、石菖蒲、柏子仁、酸枣仁、茯神、龙骨、莲子。代表方剂为远志散、柏子养心丸、石菖蒲丸、养心丹、酸枣仁汤。气阴两虚型以生脉散主治, 方中人参大补元气、健脾养胃，麦冬养阴生津，五味子敛肺止汗。生脉散可使心肌代谢能力增加，改善心肌供血供氧能力，加强心肌耐缺血缺氧能力，改善物质代谢和能量代谢；可促进肝糖原的无氧酵解和糖代谢有氧过程，有利于运动训练后的体力恢复。筋肉疲劳酸痛，是运动性疲劳的常见症状，临床中可结合运动员整体辨证，以养筋汤为基础方，灵活化裁。《辨证录》中的养筋汤从筋肉酸痛着眼组方，至为精当。养筋汤：白芍一两，熟地一两，麦冬一两，炒枣仁三钱，巴戟天三钱，水煎服[2]。

参 考 文 献

[1] 杨秀芹，田廷书. 中医药防治运动性疲劳的研究 [J]. 辽宁中医杂志，2008, 35（11）：1786-1787.

[2] 周珉，汪悦，王旭，等. 中医临床经典：内科卷 [M]. 上海：上海中医药大学出版社，1997：1123, 1098, 1116.

第三节　运动性疲劳的针灸治疗研究

运动性疲劳的针刺治疗研究

针刺作为一种非药物疗法，其独特的疗效和安全、无毒副作用的特点，在抗运动性疲劳上具有较大的优势。刘晓锋等[1]采用跑台递增负荷训练模型，研究针刺足三里对大鼠自由基代谢的影响；结果表明，针刺足三里能改善运动大鼠整体健康状况，减轻大鼠体重、血红蛋白（Hb）以及肝糖原、超氧化物歧化酶（SOD）含量的下降，降低丙二醛（MDA）含量和热激蛋白 70（HSP70）的表达；提示针刺足三里可通过激发机体内在调节能力，改善自由基代谢，促进机体对大强度负荷的适应，起到延缓运动性疲劳发生的作用。于浩[2]采用反复无负重力竭游泳模型研究电针肾俞、足三里对大鼠运动性疲劳的防治作用及机制；结果表明，电针肾俞、足三里可激发体内贮备能源并增加运动疲劳大鼠体内糖贮备，保持体内血糖浓度水平，增强机体有氧代谢能力，升高血红蛋白，提高携氧能力，并同时提高糖异生各酶活力，提高机体血乳酸清除能力，改善骨骼肌能量代谢，减轻和避免疲劳对肌纤维的损伤。潘华山等[3]取足三里、阳陵泉、内关和肾俞，每日1次，留针20分钟，共14天，采用中等运动强度的水平跑台运动，从肌细胞线粒体损伤的角度，探讨针刺抗运动性疲劳的效应与机制；结果表明，针刺能有效减轻运动性疲劳状态下骨骼肌线粒体的损伤，改善线粒体功能紊乱的情况，以解除活性氧自由基的毒性，提高运动功能。潘华山[4]研究表明，针刺三阴交能延缓运动性疲劳的发生，提高小白鼠的运动耐力，使运动小白鼠的血红蛋白（Hb）和血细胞比容（HCT）的水平增高，使运动小白鼠的血清睾酮（T）含量和T/C值显著提高、血清皮质醇（C）含量明显降低；结果表明，针刺三阴交能纠正神经-内分泌-免疫系统失调，对预防运动性疲劳的发生有非常显著的疗效，艾灸的效果与针刺相同。徐飞等[5]采用4周递增游泳训练，建立慢性运动性疲劳大鼠模型，运用温针灸、电针和普通针刺足三里，观察其对大鼠血红蛋白、血乳酸、尿素氮、肌酸激酶的影响；结果显示，温针灸、电针和普通针刺均可提高血红蛋白水平，降低尿素氮、肌酸激酶、血乳酸水平，其中温针灸的效果最好；结果表明，温针灸、电针和普通针刺均能有效改善运动性疲劳大鼠生化指标，从而有效改善大鼠疲劳程度，其中温针灸组效果最佳。李虹霖等[6]研究表明，温针灸、电针和普通针刺均可延长力竭时间，降低5-羟色胺（5-HT）水平，提高5-HT转换率，其中温针灸的效果最佳。马海峰等[7]研究发现，对大鼠力竭游泳后不同组合的穴位进行针刺，不同的穴位配伍刺激方案对提高心肌及肝组织抗氧化能力

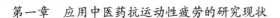

的效应不同,证实针刺大椎加后三里对提高大鼠心肌抗氧化能力效果最明显,而对于肝组织抗氧化能力,针刺肾俞加后三里和三阴交加后三里有一定的特异性效果。郑秀琴等[8]综述近年来针灸干预运动性疲劳能量代谢的相关文献,结果显示针灸疗法可通过调节供能化合物、血糖和糖原代谢、氨基酸代谢、脂质代谢,从而延缓运动性疲劳。针灸调节能量代谢以治疗运动性疲劳的可能途径如下:①提高肌糖原、肝糖原含量,增强机体糖储备;②提高肌酸激酶的活性,增加磷酸肌酸向三磷酸腺苷的转化,从而改善骨骼肌能量供应;③降低游离色氨酸与支链氨基酸的比值,减少脑内 5- 羟色胺的生成和积聚,进而延缓中枢疲劳;④抑制血浆游离脂肪酸含量的升高,提高骨骼肌肌质网的 Na^+-K^+-ATP 酶含量及 Ca^{2+}-ATP 酶的活性,调节肌质网 Ca^{2+} 循环,从而延缓急性运动性疲劳。

张玮等[9]采用反复力竭游泳大鼠模型,研究针刺血海对反复力竭游泳大鼠血清 γ 干扰素(IFN-γ)和白细胞介素 -4(IL-4)和脾指数的影响;研究表明,针刺血海可以纠正疲劳导致的Th1/Th2 平衡向 Th2 漂移,维持其平衡,并通过调理脏腑功能,可加速疲劳的恢复,增强机体抗疲劳的能力。王莉等[10]采用力竭游泳大鼠,分为运动前预电针气海、后溪、承山和每次运动后即刻电针等不同时段针刺,表明不同时段的电针疗法可以明显降低运动性疲劳大鼠血浆 β- 内啡肽(β-EP)和血清血乳酸(BLA)、下丘脑 5- 羟色胺(5-HT)的含量,提高下丘脑 β-EP 含量,且能明显延长大鼠的力竭游泳时间;提示在力竭运动前后给予电针治疗对提高运动能力和消除运动疲劳有一定作用。程谦等[11]采用递增负荷的跑台运动方式,研究针刺足三里对运动大鼠下丘脑 - 垂体 - 肾上腺轴的调节作用;结果表明,针刺足三里疗法可以提高疲劳大鼠的血红蛋白(Hb)含量、血睾酮(T)浓度、下丘脑 β- 内啡肽含量,降低血浆 β- 内啡肽、促肾上腺皮质激素(ACTH)含量,从而起到预防运动性疲劳的作用。阿古拉等[12]研究表明,取蒙医顶会(位于顶骨正中)和心穴(位于第7胸椎下凹陷正中),用特制银针针刺后接 MLY-Ⅰ型蒙医疗术温针仪,电流强度100mA,温度40℃,每次15分钟,每隔2天治疗1次,共7次,可以明显延长力竭游泳时间、缩短悬尾不动时间,使下丘脑5-羟吲哚乙酸(5-HIAA)、高香草酸(HVA)含量明显下降,使睾丸和血清谷胱甘肽(GSH)含量明显增加、睾丸超氧化物歧化酶(SOD)活性明显增加、血清皮质酮水平明显降低、睾酮/皮质酮比值明显增高;提示蒙医温针可以提高疲劳大鼠运动能力,改善疲劳状态,这可能与其调节中枢单胺类神经递质含量、提高机体抗氧自由基能力、抑制亢进的下丘脑-垂体-肾上腺轴有关。王禾等[13]采用大强度跑台运动大鼠模型,研究针刺双侧肾俞和关元对大鼠性激素水平和性腺结构的影响;结果表明,疲劳针刺组血浆 T 浓度明显高于疲劳组,血浆黄体生成素(LH)水平明显高于疲劳组和正常组,睾丸超微结构疲劳针刺组与正常组相近,而疲劳组出现间质细胞数量少、线粒体及内质网有溶解现象,腺垂体 LH 细胞结构在各组中差异不大;提示针刺肾俞、关元对疲劳大鼠下丘脑-垂体-性腺轴(HPG轴)功能有保护和加强作用。

　　除上述应用动物模型研究针刺抗运动性疲劳的作用效果和作用机制外,也有较多学者从人体实验开展针刺抗运动性疲劳的作用效果和作用机制研究。宋刚[14]采用针刺神门、内关、足三里、三阴交等穴,观察其对完成强度大、定量运动量训练后大学生运动员血乳酸的影响;结果表明,针刺穴位后血乳酸恢复的速度较未针刺快,并发现从针刺的时间和针刺的穴位上看,针刺的时间不同其血乳酸恢复的速度不同,针刺穴位不同其血乳酸恢复的速度也不同;提出今后有必要寻找出最佳的针刺时间和最佳的针刺穴位。陈雪琼等[15]采用温针灸广州市田径队重点队员的肾俞、委中、大肠俞和昆仑或环跳、阳陵泉、丘墟和足三里,采用补泻强刺激手法,得气后将毫针留在适当深度,并

在针柄上套一段艾条,点燃施灸,共 25 分钟;针灸疗法改善了
肌肉中乳酸的堆积,使肌肉的疼痛和僵硬感降低,恢复关节、肌
肉的协调性与柔韧性,从而减少了损伤的产生;本法无毒、无副
作用,具有收效快、操作简单和费用少等优势,对经费、医疗康
复器械不足的地方运动队,更适宜应用。梁飞等[16]研究表明,
百会、大椎、命门等穴采用雀啄灸,曲池、三里、气海、关元采用
针刺(后两穴用温和灸,针法为泻法),能使大强度长时间持续
运动中受试者的机体保持良好的运动能力,且能较好促进运动
性疲劳的消除,并建议把这项技术推广到田径、游泳等运动项
目的训练和比赛中去。梁飞[17]采用平衡重复测试法,对 16 名
男子耐力长跑运动员在间隔期不少于 7 天内,在测定前 1 个月
对实验组的 6 名运动员实行每晚 1 次和实验前 1 次双侧"三阴
交""关元""安眠""内关""三里"针刺,结果表明,与对照组相
比,所有实验组运动员跑步时间明显缩短;显示跑步全程中,实
验组运动员的血糖水平较高,血清胰岛素的水平较低,而对照
组运动员 2 小时的血糖、血清胰岛素在运动过程中与实验组相
比均无显著差异;表明在运动前对长跑运动员针刺相关穴位,
能更有效地提高长跑运动的能力。龚明波[18]通过观察针刺内
关对中长跑运动员心肌泵血功能和血液供应的变化及心脏功能
的恢复作用,探讨其对提高中长跑运动员心功能的可行性及其
作用机制;对 20 名中长跑运动员超声心动图的测试结果表明,
针刺内关可以激发心脏心力储备的潜力,提高运动中心脏的
舒张功能和泵血功能,有助于疲劳的恢复,提高运动能力。朱
政[19]按益气培元的治疗法则,选取足三里、关元和三阴交,针
刺得气后,双侧足三里、三阴交接 G6805 电针仪,将输出电位
器调至"0"度,负极接足三里,正极接三阴交,然后拨开电源开
关,选择连续波型,电针频率 1.3~1.7Hz,并根据运动员对电流
的不同反应调整电流的强度,以能引起麻刺感但不产生刺痛感
为准,通电时间为 30 分钟,从而研究益气培元针刺法对长时间

进行运动训练的中长跑运动员（青少年）半程马拉松比赛后身体功能恢复的影响；结果表明，两次半程马拉松比赛后 4 小时血清血尿素氮（BUN）、肌酸激酶（CK）均有不同程度升高，T 值下降，提示机体的运动能力有所下降，产生了运动性疲劳，而针刺可帮助其指标恢复，以 T/C 比值反应更加敏感；结果提示，益气培元针刺法可对其赛后功能的恢复起到积极的作用。陈志刚等[20]研究表明，温针灸足三里能显著降低高强度军训士兵血清肌酸激酶（CK）和肌酸激酶同工酶（CK-MB）的活性；表明温针灸足三里能有效提高军训士兵机体的抗疲劳能力，减轻大强度运动引起的心肌和骨骼肌损伤。

参 考 文 献

[1] 刘晓锋，王蕴红，洪峰，等. 针刺足三里对运动大鼠自由基代谢影响的研究[J]. 北京体育大学学报，2006，29（6）：793-795，798.

[2] 于浩. 电针肾俞、足三里穴防治大鼠运动性疲劳的实验研究[J]. 江苏中医药，2009，41（5）：69-70.

[3] 潘华山，汶希，冯毅，等. 针刺对运动疲劳大鼠骨骼肌线粒体形态和游离 Ca^{2+} 的影响[J]. 北京体育大学学报，2011，34（10）：59-61.

[4] 潘华山. 针灸三阴交穴对小白鼠运动能力与某些免疫指标的影响[J]. 广州体育学院学报，2005，25（4）：34-36.

[5] 徐飞，李虹霖，夏昆鹏，等. 足三里穴不同干预方法对运动性疲劳的影响[J]. 针灸临床杂志，2014，30（9）：55-56.

[6] 李虹霖，王玉珏，夏昆鹏，等. 不同干预手法作用于足三里穴对运动性疲劳大鼠脑内 5-HT 的影响[J]. 针灸临床杂志，2015，31（8）：71-72.

[7] 马海峰，吴瑛，杨锐. 针刺运动性疲劳模型大鼠不同穴位后心肌和肝脏组织的相关变化[J]. 中国组织工程研究，2015，19（27）：4282-4287.

[8] 郑秀琴，刘文珂，阮明玉，等. 针灸对运动性疲劳的能量代谢调节作用述评[J]. 广州中医药大学学报，2019，36（4）：532-536.

[9] 张玮, 苏利强, 赵广高, 等. 针刺血海穴对反复力竭游泳大鼠血清 IFN-γ 和 IL-4 影响的研究 [J]. 时珍国医国药, 2011, 22(12): 3019-3021.

[10] 王莉, 贾成文, 杨斌. 不同时段针刺对消除运动性疲劳作用的初步观察 [J]. 中国中医基础医学杂志, 2011, 17(3): 312-313.

[11] 程谦, 王蕴红, 朱一力, 等. 针刺足三里对运动大鼠下丘脑 - 垂体 - 肾上腺轴的影响 [J]. 中国体育科技, 2005, 41(3): 23-25.

[12] 阿古拉, 卢峻, 陈英松, 等. 蒙医温针对疲劳大鼠作用的神经内分泌机制研究 [J]. 北京中医药大学学报, 2008, 31(9): 643-645.

[13] 王禾, 王国祥. 针刺对运动性疲劳大鼠性激素水平和性腺结构的影响 [J]. 北京体育大学学报, 2004, 27(5): 631-632.

[14] 宋刚. 针刺对运动后血乳酸恢复作用的初探 [J]. 西安体育学院学报, 1986(3): 93-96.

[15] 陈雪琼, 吕璇, 陈影红. 温针灸对运动员大强度负荷后疲劳恢复的初探 [J]. 现代康复, 2000, 4(11): 1722.

[16] 梁飞, 罗东林, 侯远峰. 针灸对消除大强度运动性疲劳的效果观察 [J]. 北京体育大学学报. 2003, 26(2): 192-194.

[17] 梁飞. 针刺对青少年运动员长跑中血糖的调节作用 [J]. 韶关学院学报: 自然科学版, 2009, 30(6): 88-91.

[18] 龚明波. 针刺内关穴对中长跑运动员心血管系统机能的影响 [J]. 天津体育学院学报, 2005, 20(3): 66-68.

[19] 朱政. 益气培元针刺法消除中长跑运动员赛后疲劳的研究 [J]. 上海针灸杂志, 2009, 28(12): 715-718.

[20] 陈志刚, 吴立红, 董茂生, 等. 针灸足三里穴对高强度军训士兵抗疲劳机制的研究 [J]. 上海针灸杂志, 2017, 36(1): 48-50.

运动性疲劳的艾灸治疗研究

华岩等 [1] 研究表明, 艾灸足三里、关元可提高机体的造血功能和循环系统功能, 促进机体血红蛋白(Hb)的再生与合成,减少体内全血乳酸（BLA）堆积，抑制肌细胞中肌酸激酶（CK）溢出，降低血清中尿素氮（BUN）含量，明显加快肾脏组织中自由基的清除，从而提高机体抗疲劳能力，增强机体的运动能力。熊静宇等[2]研究表明，艾灸足三里预处理可减轻大鼠一次性离心运动后骨骼肌结构的损伤程度，提高大鼠运动的耐受能力，减轻运动时应激反应和自由基的产生，从而缩短骨骼肌损伤的修复时程。王之娟等[3]研究表明，艾灸肾俞能纠正游泳大鼠体重下降的趋势，缓解血红蛋白、肌糖原、肝糖原含量下降的变化，证明艾灸肾俞具有缓解运动性疲劳产生和促进疲劳恢复的作用。邵长专等[4]采用大鼠大强度训练模型，通过艾灸足三里、关元两个穴位，观察心肌组织、肝组织自由基的变化，结果显示艾灸对训练大鼠心肌组织、肝组织都表现较强抗脂质过氧化的作用和清除运动产生的过剩自由基的作用。卢峻等[5]采用21天力竭游泳方式制作运动性疲劳模型，从第1天造模起即用艾炷灸双侧"足三里"，每穴各3壮，隔日1次，共灸11次；结果显示，与安静对照组比较，模型组肝糖原含量显著降低，艾灸组与模型组比较，肝糖原含量显著增高，电镜观察显示模型组肝糖原稀疏、减少，肝细胞线粒体和粗面内质网结构不清晰，而艾灸组肝糖原较丰富，线粒体和粗面内质网结构基本清晰；结果提示，艾灸消除运动性疲劳的部分作用机制，可能是通过调节肝糖原含量、促进血糖的稳定，并改善肝细胞的超微结构、缓解肝细胞损伤而实现的。刘军等[6]研究表明，艾灸脾俞、心俞、肺俞能使小鼠游泳时间明显延长，能提高运动后小鼠血糖水平，减少体内蛋白质动员分解，增强小鼠抗氧化能力，显著降低小鼠运动后的血液乳酸含量，证明艾灸脾俞、心俞、肺俞具有缓解运动性疲劳和促进疲劳恢复的作用。王之娟等[3]采用大鼠游泳训练的模型，观察艾灸肾俞对体重、血红蛋白、肌糖原、肝糖原含量的变化；结果表明，艾灸肾俞能纠正大鼠体重下降的趋势，缓解血红蛋白、肌糖原、肝糖原含量下降的变化，证明艾

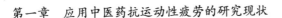

灸肾俞具有缓解运动性疲劳产生和促进疲劳恢复的作用。项丽静[7]采用艾灸足三里、关元，观察其对力竭跑台训练大鼠肝组织的超氧化物歧化酶（SOD）活性、丙二醛（MDA）水平、过氧化氢酶（CAT）活性以及谷胱甘肽过氧化物酶（GSH-Px）活性的影响；实验结果显示，艾灸足三里、关元后，大鼠跑台运动能力明显提高，肝组织 SOD 活性显著高于各自对照组，MDA 含量显著低于各自对照组；说明艾灸足三里、关元，具有较强的抗自由基损伤和抗脂质过氧化损伤的作用，可减轻运动所产生的内源性自由基对大鼠的伤害，且艾灸足三里、关元对大鼠肝细胞膜有保护作用，可减少组织酶的外泄。顾一煌等[8]研究表明，艾灸负重游泳的小鼠大椎、关元、足三里，能有效提高小鼠的负重游泳能力和常压耐缺氧的时间，并可增强乳酸脱氢酶的活力，表明艾灸可为血乳酸的消除创造条件，具有抗运动疲劳作用。顾一煌等[9]采用定量负荷游泳模型，艾灸小鼠关元、足三里和肾俞，观察艾灸对力竭运动小鼠肌糖原、肝糖原的影响；结果表明，各组小鼠肌糖原无差异，艾灸组小鼠肝糖原高于运动组和正常对照组；结果提示，艾灸能有效促进力竭运动小鼠肝糖原的恢复。顾一煌等[10]还研究了不同的艾灸量对疲劳训练小鼠运动能力的影响，结果表明，在艾灸的三因素中，艾灸时皮肤温度是主要影响因素，次为艾灸持续时间，再次为艾灸间隔时间；研究结果提示，提高小鼠运动能力的艾灸治疗方案是 2 天 1 次、皮肤温度（47±2）℃或（54±2）℃、持续 3 分钟。

除上述应用动物进行艾灸抗运动性疲劳的作用效果和作用机制研究外，还进行了较多的有关艾灸抗运动性疲劳的临床研究。史曙生[11]观察每日灸与隔日灸神阙、足三里对大学生运动员定量负荷运动后血乳酸的影响，结果表明艾灸可以明显降低运动时机体血乳酸的含量，能明显提高机体的台阶指数；提示灸法可以减轻运动性疲劳，提高机体的运动能力。刘紫荆等[12]研究表明，艾灸足三里可降低人体安静时的血压，增加心血管的储备能力，可加速运动后血压的恢复过程，对心血管具有良好的调整作用。李兆伟等[13]观察艾灸对武术运动员血睾酮的影响，其中艾灸组运动员每日训练结束后接受1次艾灸治疗（穴位选取"两线六穴"，第一条线为神阙—气海—关元（仰卧位），第二条线为肾俞（左）—命门—肾俞（右）（俯卧位），将艾条的一端点燃，在同一直线的3个穴位上方来回缓慢地移动，距离皮肤2~3cm，以皮肤红晕、受试者局部有温热感而无灼痛为宜，持续时间为15分钟，连续4周），对照组运动员在研究期间不予任何干预手段；结果表明，艾灸疗法对男、女运动员的血睾酮均有显著提高作用。陶胜国[14]将90名受试者随机分成3组（强壮组、壮阳组、空白对照组），每组30人，其中强壮组、壮阳组均为治疗组［强壮组取穴：足三里（双侧）、脾俞、神阙；壮阳组取穴：关元、命门、太溪（双侧）。强壮组、壮阳组每日晚18：00—20：00集中以清艾条施灸，嘱运动员坐位，双侧穴隔次交替施灸，背部穴位由他人施灸，艾条距穴位2~3cm，以受试者能够耐受为度，各穴均灸8分钟，至局部皮肤潮红，6天为1个疗程，两疗程之间停灸1天，连续3个疗程，实验时间共计20天］，空白对照组不采用任何处理方法，3组均参加正常学习和生活；结果表明，无创痛艾灸强壮组（足三里、脾俞、神阙）和壮阳组（关元、命门、太溪），与对照组相比，对运动后即刻和15分钟心率、运动后即刻皮肤两点辨别阈、闪光融合率、运动后4分钟和20分钟的血乳酸和血氨浓度，均有明显良性调节作用。并认为：无创痛艾灸强壮组主要以调理脾胃为立论依据，通过培补"后天之本"脾胃发挥对机体的良性调节作用；壮阳组主要以益肾壮阳为立论依据，激发"先天之本"肾精，以提高运动能力，两组比较未见明显差异，说明通过不同中医治则选穴，艾灸疗法均能有效缓解和消除运动性疲劳。马淑洁[15]以晋中学院定向越野队队员为研究对象，研究艾灸对运动性疲劳恢复的影响；结果显示，当运动员运动后感到疲劳时，通过多次观察艾灸前后实验数据的变化且与对照组进行比较,可以发现实验组运动员的心率、握力、肺活量与对照组相比,均有良好的恢复;结果提示,艾灸对改善运动员在运动过程中产生的疲劳、促进疲劳的恢复具有良好的效果,艾灸足三里对缓解运动疲劳是一个安全、绿色且有效的恢复方法,并建议将艾灸应用到更多的运动项目中,如观察足球运动员、篮球运动员、毽球运动员、柔力球运动员的身体数据,从全面、科学的角度探讨艾灸对缓解运动疲劳的成效。

参 考 文 献

[1] 华岩,刘斌,张可斌.艾灸足三里穴、关元穴对小鼠运动耐力及肾脏组织抗氧化损伤的影响[J].中国康复医学杂志,2012,27(11):1036-1040.

[2] 熊静宇,肖国强,卢艳梅.艾灸预处理对大鼠离心运动后骨骼肌组织保护作用的研究[J].山东体育学院学报,2010,26(10):56-61.

[3] 王之娟,王蕴红,梁蕾,等.艾灸肾俞对大鼠抗疲劳能力作用的效果观察[J].首都体育学院学报,2006,18(3):52-53.

[4] 邵长专,黄宏康,吴军伟,等.艾灸对过度训练大鼠部分组织自由基代谢的影响[J].山东体育学院学报,2007,23(3):71-73.

[5] 卢峻,葛桂玲,张红林,等.艾灸对运动性疲劳大鼠肝糖原及肝脏超微结构的影响[J].针刺研究,2011,36(1):32-35.

[6] 刘军,张艳红.艾灸对力竭游泳小鼠抗疲劳作用的研究[J].北京体育大学学报,2009,32(5):56-57,61.

[7] 项丽静.灸足三里、关元穴对运动大鼠肝组织自由基代谢的影响[J].西安体育学院学报,2005,22(6):73-75.

[8] 顾一煌,金宏柱,史曙生.艾灸对小鼠抗运动疲劳作用的实验研究[J].河南中医学院学报,2007,22(128):42-43.

[9] 顾一煌,金宏柱,任建宁,等.艾灸对力竭运动小鼠肌糖原、肝糖原影

响的研究 [J]. 江西中医药, 2008, 39(11): 61-62

[10] 顾一煌, 任建宁, 金宏柱, 等. 不同的艾灸量对疲劳训练小鼠运动能
　　力的影响 [J]. 陕西中医, 2008, 29(12): 1686-1687.

[11] 史曙生. 艾灸对运动时血乳酸的影响 [J]. 上海针灸杂志, 2002, 21
　　(1): 20-21.

[12] 刘紫荆, 苗苗. 艾灸足三里对人体安静及运动后血压的影响 [J]. 中医
　　研究, 2008, 21(5): 43-44.

[13] 李兆伟, 龚惠萍. 艾灸对武术运动员血睾酮的影响 [J]. 湖北体育科
　　技, 2009, 28(4): 413-414.

[14] 陶胜国. 无创痛艾灸缓解和抗运动性疲劳作用的实验研究 [J]. 沈阳
　　体育学院学报, 2009, 28(6): 74-76.

[15] 马淑洁. 艾灸对运动性疲劳恢复的临床研究——以晋中学院定向越
　　野队为例 [J]. 体育科技文献通报, 2019, 27(2): 166-167, 172.

第四节　运动性疲劳的其他中医治疗方法

喻治达等[1]采用中药熏蒸加刮治疗法进行抗运动性疲劳临床研究。中药熏蒸剂处方：生黄芪 20g, 当归 10g, 川芎 10g, 落得打 15g, 紫金皮 10g, 羌活 10g, 独活 10g, 桂枝 10g, 川牛膝 10g, 伸筋草 15g, 吴茱萸 6g, 小茴香 6g。上药共研粗末后装入布袋(每袋 50g), 备用。用自制封闭、调节型蒸气发生器, 将药物装入其内, 加热, 产生蒸气后对准人体损伤部位, 进行熏蒸, 每次熏蒸时间为 30 分钟, 并注意调节熏蒸的可耐受温度。选刮痧疗法应用的牛角刮板, 或自制 8cm×6cm 边钝角圆的木质、陶瓷或玉石类刮板。抗运动疲劳"活血舒筋祛邪油"的制备：将落得打 20g、紫金牛 15g、五加皮 10g 置植物油中浸数日, 用文火熬炼而得。将"活血舒筋祛邪油"涂搽于运动疲劳损伤部位, 然后用刮板沿经络循行方向或肌肉、韧带分布方向刮治, 至皮肤

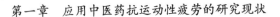

出现紫红斑点或斑块为止,一般 1 日刮治 1 次。治疗组应用刮治疗法与"抗运动疲劳熏蒸剂"熏蒸相结合,刮治每日 1 次,熏蒸每日 2 次,先刮治后熏蒸。对照组单纯应用"抗运动疲劳熏蒸剂"熏蒸,每日熏蒸 2 次。结果治疗组显效 61 例,有效 19 例,总有效率 100%;对照组显效 17 例,有效 14 例,无效 9 例,总有效率 77.5%。

刘林亚等[2]观察中药熏洗剂对运动机体血乳酸的影响。方法:将川芎、当归、苍术、肉桂、薄荷、细辛、菊花等近 10 味具有行气活血、祛风湿散寒作用的中药制成外用熏洗液。先将称量好的中药加水浸泡 30 分钟,用水蒸气蒸馏法进行蒸馏,2 小时后收集含有药物挥发性成分的馏出液,药渣进一步加水煎煮,浓缩至 1∶1,与馏出液混合均匀即成。用时倒出 300ml熏洗液于盆中,加入 2 000ml 沸水,先利用产生的蒸汽熏洗腿部 5 分钟,再将足部放入药液中浸泡,同时用药液洗腿部 5 分钟。结果表明,中药熏洗剂能有效清除运动后机体内血乳酸,加快肌肉力量的恢复,具有明显消除运动性肌肉疲劳的作用。刘林亚等[3]研究还表明,该方法还可有效改善运动机体运动后肌力,加快肌肉力量的恢复,具有明显消除运动性肌肉疲劳的作用。

于森[4]观察中药熏腰法对递增负荷训练大鼠血清肌酸激酶活性的影响,每天训练后,下午 15∶00 对大鼠进行 20 分钟腰部药物蒸气熏蒸。药物成分主要为黄芪、太子参、伸筋草、千年健等 28 味。结果表明,递增负荷的跑台训练能够对骨骼肌起到一定刺激作用,并引起微细损伤,中药蒸气熏蒸腰部能够抑制血清肌酸激酶(CK)的活性,说明该方法对骨骼肌起到保护作用,并促进机体恢复,从而提高运动能力。

梁志强等[5]用自行研制的中药蒸汽浴,对水上运动队运动员进行 1 个疗程(4 个月)的消除运动性疲劳的治疗效果和机制研究。中药蒸汽浴的方法:采用自行设计的全封闭型中药蒸汽浴室。室内有中药药池,可安放中药布袋。配好的中药装入药袋,再放入蒸汽浴室池内浸泡,由蒸汽蒸煮雾化。室内温度控制在41℃左右。受试者取坐位。中药配方按运动性疲劳的主要症状针对性配备。此类运动性疲劳,中医认为属气血两亏引起的气虚血瘀证。按中医辨证施治原理,组成配方的中药主要有当归、茯苓、白术、白芍、远志、陈皮、熟地黄、黄芪、丹参、三七等,主要作用是补气补血、润肺、健胃、宁心安神、疏肝理气、活血化瘀等。实验组队员每周蒸汽浴2次,每次20~30分钟。4周为1个疗程。研究结果表明,中药蒸汽浴可有效消除运动性疲劳,加速血乳酸清除能力或减少运动后血乳酸的形成,有利于有氧及无氧运动能力的提高,是一种新的恢复手段,对提高训练和比赛成绩具有独特的优势。

罗军[6]采用江苏盐城的中药蒸汽浴设施对运动员进行按摩加中药蒸汽浴浴疗,每次浴疗时间为20分钟,按摩放松20分钟,进行4周疗程的按摩加中药蒸汽浴治疗。结果表明,运动员在冬训期间出现的运动疲劳症状已基本消失,总有效率为93.5%。队员体力恢复较好,运动训练成绩有所提高。

杜晓宁[7]采用火龙液外用结合按摩,研究其对运动性疲劳及血睾酮和血乳酸的影响。按摩手法为:患者取俯卧位,医者站于患者侧面,先采取大面积手法按摩,使腰背肌放松,再采用推法、揉法、点穴法、理筋拨揉法、搓法等,从肩部至骶部,运用以上手法反复操作数遍,然后重点在不适区采用理筋拨揉法、搓法、点按法、搓揉法;选取肾俞、腰俞、腰阳关、八髎、酸痛区、环跳、委中、承山等穴,行手法治疗3~5次。火龙液制法:大黄蜂、蜈蚣、全蝎、土鳖虫、乳香、红花、延胡索、独活适量,浸于45°~50°白酒3 000ml中30天待用。患者取俯卧位,用注射器抽吸火龙液100ml顺膀胱经喷洒在整个腰背,然后取保鲜膜覆盖,直接吸收20分钟,选取肾俞、腰俞、腰阳关、八髎、酸痛区、环跳、委中、承山等穴,穴位涂适量火龙液,自然吸收。结果表明，中药火龙液配合按摩治疗运动性疲劳综合征疗效明显，对运动后血乳酸、血睾酮的变化有很好的缓解作用。

高昌英[8]对"神行散"（一种外敷中草药）进行了研究。神行散由细辛、人参、羌活、薄荷等十几种中药精制而成，这些中药的药理作用主要是舒筋活络、理气提神，促进血液循环。将该药直接撒在运动员鞋、袜内，与足底直接接触，观察运动前后体内自由基中 SOD 的活性及 MDA 含量的变化与运动成绩的关系。结果表明，足底外敷中药"神行散"能够提高 SOD 的活性，降低自由基中 MDA 的含量，并对提高运动员的耐久力、延缓疲劳有一定的促进作用。

除了上述以中药外用为主外，还有推拿按摩等手法也用于运动性疲劳的促恢复中。白雪冰等[9]通过文献综述的方法，总结按摩在运动性疲劳恢复中的应用。①形体疲劳：主要指肌肉筋骨与关节的疲劳。对于肌肉疲劳一般采用局部按摩，可在训练或结束后进行，时间一般不超过 10~20 分钟，主要手法有揉、捏、推、切等。②脏腑疲劳：主要指受累的脏腑功能失调与下降。按摩多以健脾和胃、温肾壮阳、疏肝理气为原则。手法多采用一指禅推法和摩法，取中脘、天枢、气海、关元、肾俞、大肠俞、命门等穴位，时间一般不少于 15 分钟。③神智疲劳时，大多运动员发生运动性失眠，有的运动员则萌生厌练情绪。全身按摩是消除神经系统疲劳的必要措施，特别是在重大比赛及超负荷的强化训练期间，最好 3 天或 1 周进行 1 次。按摩的基本方法是在运动训练结束后休息 2~3 小时再进行。有学者对赛前运动性失眠的运动员采用经穴按摩法，以四指揉、捏、推等手法放松颈、肩背后部肌肉，点揉两侧肩井、肩外俞约 5 分钟，然后从印堂向神庭、百会、风府施行拇指点和推揉，在上述穴位稍重按压，反复七八次。实践证明，经穴按摩能有效改善运动员赛前失眠，调节赛前的不良状况。并认为：对于神智疲劳按摩手法，多数文献都进行了报道，认为按摩时宜采用较轻柔的手法，

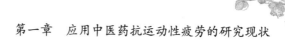

不可刺激过大,以免起到适得其反的效果。

刘晞奇等[10]研究中医推拿中的放松类手法在运动性肌疲劳恢复中的作用。仰卧位推法 3 次,拿法 3 次,揉法 3 次,滚法 3 次,运摇膝关节 3 次;俯卧位推法 3 次,揉法 3 次,拿法 3 次,滚法 3 次,拍法 1 次,叩击足跟 3 次。手法总时长 8 分钟,仰卧位 3 分钟,俯卧位 5 分钟,凡 3 次者,即指从气冲向下至足背横纹处为 1 次(仰卧位滚法除外,仰卧位滚法只做到膝关节为止)。结果表明,经手法干预后,运动性肌疲劳的恢复效果明显优于未经手法干预的纯粹休息。故可将推拿类放松手法作用于运动性肌疲劳的恢复中。

李子让[11]通过比较 60 名男性大专学生,针对 3 种不同类型的运动疲劳,观察运动按摩与循时点穴健脑按摩对促进疲劳恢复的效果。具体为:运动按摩的部位主要是腰、臀、大腿和小腿后部,手法采用推法、揉法、揉捏和运拉,时间为 18 分钟。循时点穴:常用穴位为腕骨、阳谷、神门、少府、冲阳、足三里、太白、太溪、阴谷、丘墟,足临泣、大敦、太冲。根据子午流注择时进行开穴。用拇指尖或中指尖点按穴位,平补平泻,每穴得气 2~3 分钟。健脑按摩法:依次为推印堂(自下而上)、摩眉弓(由内向外)、压太阳、梳理三经(头部督脉、膀胱经、胆经,方向自前向后)、顶风池、鸣天鼓、提揉耳廓。每种手法均行九数,即 9 次或九的倍数次。手法的轻重快慢视受试者精神状态而定。对兴奋程度高者手法宜轻而慢,对兴奋程度低者手法要快而重些,一般为适中。结果表明,5 000m 跑后 26 分钟心率的恢复两种按摩方法的效果无显著差异,武术训练致疲劳后大脑调节功能的恢复循时点穴的效果明显优于运动按摩,划船运动练习致疲劳后部位肌力的恢复则是运动按摩的效果略好于健脑按摩法。

田惠林等[12]采用足反射区按摩方法,观察一次大强度有氧耐力运动后运动员运动性疲劳恢复的效果和机制。足反射区按摩操作步骤(每足 20 分钟,共 40 分钟):令受试者仰卧于治疗床上,全身放松。第 1 步,按摩基本反射区:肾上腺、肾、输尿管、膀胱、尿道(共 4 分钟)。第 2 步,按摩中枢神经反射区:额窦、小脑及脑干、大脑(共 4 分钟)。第 3 步,按摩相关反射区:甲状腺、甲状旁腺、心、脾、肝(共 4 分钟)。第 4 步,按摩整个足部反射区(共 4 分钟)。第 5 步,下肢的肌肉放松及基本反射区按摩(共 4 分钟)。结果表明,运动后适时进行足反射区按摩,可以减少自由基的生成,加快运动性疲劳的恢复。

马书彬等 [13] 采用艾灸和拔罐等方法,研究中医外疗法在自行车运动队训练后康复中的效果。治疗方法为:运动员于大强度训练后 1 小时后进行治疗,在下肢对应穴位及背腰部对应腧穴处,先刮痧 20 分钟左右,后置于自制的便携艾灸器中 15 分钟左右,以部位感到热烫但能忍受为度,然后继以拔罐治疗 15 分钟左右。研究结果表明,采用中医外疗法刺激其相应穴位,能减轻运动员肌肉酸痛症状、缓减疲劳、稳定情绪,修复肌肉群中微结构,加快运动员疲劳部位肌肉超量恢复,提高运动能力。该方法在健美操运动训练队训练后疲劳康复中亦取得了同样显著的疗效 [14]。

刘毅等 [15] 以湖南中医药高等专科学校 2006 级男性田径队员为研究对象,用黄芪注射液注射足三里,结果显示,该法对运动员的主观体力感觉、运动心境、肌肉疼痛、尿蛋白等有较大的改善,表明黄芪注射液注射足三里是消除运动性疲劳的有效方法。

俞旗等 [16] 采用具有抗氧化作用、可以清除自由基的丹参和维生素 E,给予家兔运动前内关穴注射,发现内关穴注射丹参液和维生素 E 能防止运动中过氧化脂质生成过高,提高超氧化物歧化酶的活性。因此,穴位注射丹参液加维生素 E 可以提高疲劳机体超氧化物歧化酶的活性,防止疲劳机体运动中过氧化脂质的升高,对机体有保护作用。

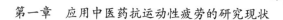

陈永珍等[17]以浙江省队运动员为研究对象,以关元、肾俞、命门、足三里、三阴交为主穴(随证配穴:肺气虚型,配肺俞、膻中;心脾两虚型,配心俞、脾俞;心肾不交型,配心俞、肾俞;脾胃不和型,配胃俞、足三里;肝郁气滞型,配肝俞、太冲;外感风热型,配大椎、曲池),采用穴位埋线法,对在剧烈运动训练后,因调节不当而发生机体调节能力混乱引起疲劳相关症状者进行了疗效观察。结果表明,穴位埋线能明显改善运动员的运动性疲劳,其作用机制可能与提高血睾酮和血红蛋白水平有关。

参 考 文 献

[1] 喻治达,曾细妹.中药熏蒸加刮治疗法抗运动性疲劳 120 例临床研究[J].中外健康文摘·医药学刊,2005,2(11):11-12.

[2] 刘林亚,王敬义,徐海,等.中药熏洗剂对运动机体血乳酸的影响[J].中国临床康复,2002,6(1):109.

[3] 刘林亚,王敬义,理同新,等.中药薰洗剂对运动机体肌力的影响[J].中国临床康复,2003,7(11):1667.

[4] 于森.中药熏腰法对递增负荷训练大鼠血清肌酸激酶活性的影响[J].吉林体育学院学报,2008,24(6):60-61.

[5] 梁志强,李何,涂俊杰,等.中药蒸汽浴消除运动性疲劳的几项实验研究[J].山西师大体育学院学报,2007,22(1):128.

[6] 罗军.按摩加中药蒸汽浴消除运动性疲劳的疗效观察[J].按摩与导引,2000,16(6):53-54.

[7] 杜晓宁.火龙液外用结合按摩对运动性疲劳及血睾酮和血乳酸的影响[J].江苏中医药,2008,40(9):60-62.

[8] 高昌英.外敷中药"神行散"在 5 000 米跑中的应用及其抗疲劳效果的研究[J].山东体育学院学报,2006,22(4):51-53.

[9] 白雪冰,陈祥岩.按摩在运动性疲劳恢复中的应用述评[J].中医药学

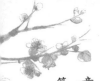

刊, 2005, 23(2): 344-345.

[10] 刘晞奇, 邬姣, 李鹏, 等. 推拿放松类手法对运动性肌疲劳的恢复作用研究 [J]. 世界最新医学信息文摘, 2018, 18(19): 124-126.

[11] 李子让. 两种不同按摩方法对消除运动性疲劳的效果观察 [J]. 中国运动医学杂志, 2000, 19(2): 204-206.

[12] 田惠林, 葛廷云, 刘春燕. 足反射区按摩促进大强度有氧耐力运动疲劳消除的实验研究 [J]. 北京体育大学学报, 2006, 29(3): 340-342.

[13] 马书彬, 刘静霞. 中医外疗法在运动疲劳康复中的应用探究——以某市自行车运动训练队为研究对象 [J]. 佳木斯职业学院学报, 2017(11): 351-352.

[14] 马书彬, 刘静霞. 拔罐、刮痧等中医外疗法在运动疲劳康复中的应用探究——以我校健美操运动训练队为研究对象 [J]. 体育科技文献通报, 2018, 26(2): 12-13.

[15] 刘毅, 李秋平. 黄芪注射液注射足三里对运动性疲劳恢复的观察与研究 [J]. 吉林体育学院学报, 2007, 23(6): 83.

[16] 俞旗, 陈元武, 金文泉, 等. 穴位药物注射对家兔力竭性运动时过氧化脂质及超氧化物歧化酶的影响 [J]. 中国运动医学杂志, 1994, 13(2): 122.

[17] 陈永珍, 许易, 杨威斌, 等. 穴位埋线治疗运动性疲劳疗效观察及机制探讨 [J]. 中国针灸, 2008, 28(9): 656-658.

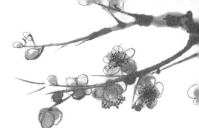

第二章 螺旋藻及其复方抗运动性疲劳的作用效果及其机制

第一节　螺旋藻在运动医学中的应用

螺旋藻含有多种营养素,具有多方面的药理和临床作用。目前,螺旋藻在运动医学的研究中颇受重视。现就螺旋藻在运动医学方面的应用作一简单的综述,供同道参考。

螺旋藻的抗疲劳作用

李春坚[1]采用小鼠游泳模型,实验中观察到螺旋藻能增强小鼠血清乳酸脱氢酶(LDH)活性,有效降低运动小鼠血乳酸水平,并能延长小鼠游泳时间,提示螺旋藻在一定程度上有抗疲劳作用。刘刚等[2]按保健食品功能评定的方法,对螺旋藻产品的抗疲劳功能进行了检验和评价,结果表明饲喂螺旋藻可以显著提高小鼠的运动耐力,而疲劳小鼠的生化指标测定表明运动后处理小鼠肝糖原含量比同等情况下的对照小鼠高,同时运动后处理小鼠血液中乳酸含量明显较对照组的低,这是处理小鼠不易疲劳的原因,因此螺旋藻具有显著的抗疲劳保健功效。庞辉等[3]在饲料中加入15%螺旋藻干粉喂养大鼠,共喂养1个月;1个月后检测大鼠血清乳酸脱氢酶、磷酸肌酸激酶、谷草转氨酶的活性和丙二醛的水平,评估机体运动损伤的情况;结果表明,补充螺旋藻后,大鼠力竭运动时间延长,能够减轻力竭运动引

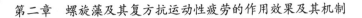

起的血清磷酸肌酸激酶、乳酸脱氢酶、谷草转氨酶的升高,进而提示螺旋藻可减轻力竭运动后代谢引起的氧自由基损伤,保护细胞膜结构的稳定,调节渗透压平衡,防止过氧化损伤,从而起到抗运动性疲劳的作用。

张兴海等[4]选择燕山大学高水平长跑女运动员为观察对象,在试验期间试验组运动员服用海水螺旋藻胶囊 3 次/d,10 粒/次,0.25g/粒,共 80 天;对照组运动员服用玉米淀粉胶囊3 次/d,10 粒/次,0.25g/粒,共 80 天,两组膳食标准统一。结果表明,运动员经过科学合理的螺旋藻营养法调节训练后,产生的血乳酸比试验前明显减少,产生的血尿素氮也比试验前有所减少,且在较合理的范围内。运动员的心率在 100m 测试后第 3 分钟开始出现不同,心率下降平稳快速,有迅速恢复至安静状态的趋势;同样在 1 500m 测试后的心率、收缩压也出现此种趋势。由此说明,螺旋藻可促进人体运动后心率、收缩压的恢复,增快疲劳恢复,对心血管功能有良好的促进作用,即螺旋藻营养法具有抗疲劳作用。

王元勋等[5]进行了螺旋藻和维生素 C-螺旋藻合剂提高运动耐力的研究。首先以螺旋藻粉溶于蒸馏水并用超声波粉碎器破坏细胞壁,得到水提液,使体积相当于每毫升中含 3.3mg螺旋藻干粉。然后进行维生素 C-螺旋藻合剂的配制:往上述水提液中加入维生素 C 晶体,使体积相当于每毫升合剂中含有 3.3mg 螺旋藻干粉、0.5mg 维生素 C。研究结果表明,灌胃螺旋藻和维生素 C 组成的螺旋藻合剂,可在长时间运动中增强小白鼠的游泳耐受力,提升血红蛋白水平,提高琥珀酸脱氢酶(SDH)活性,阻抑血糖下降。螺旋藻含丰富的门冬氨酸,促进三羧酸循环,提高有氧代谢能力,可能是其提高运动耐力的机制。并提出:由于螺旋藻缺乏维生素 C,在螺旋藻水提液中额外添加具有抗疲劳作用的维生素 C,可加强螺旋藻的抗疲劳作用,收到增强运动耐力的叠加效果。

第二章　螺旋藻及其复方抗运动性疲劳的作用效果及其机制

王书全等[6]研究表明，100mg/kg、200mg/kg、300mg/kg体重螺旋藻多糖均能显著延长小鼠的爬杆及负重游泳时间，中、高剂量螺旋藻多糖能显著降低小鼠运动后血清中血乳酸（BLA）、血尿素氮（BUN）的水平，提高血清乳酸脱氢酶（LDH）活性，增加了肝糖原及肌糖原的储备量，说明螺旋藻多糖具有抗疲劳的作用。于蕾妍等[7]以螺旋藻多糖（PSP）与银杏叶提取物（GBE）按不同比例复合，以200mg/（kg·d）剂量分别灌服小鼠，给药14天后造小鼠疲劳模型；结果表明，供试药物均可显著提高小鼠的运动耐力、延缓疲劳的产生或加速疲劳的消除，具有一定的抗疲劳作用，且PSP与GBE以1∶1和2∶1比例复合使用对提高小鼠的抗疲劳能力可产生较好的协同增效作用。

参 考 文 献

[1] 李春坚. 螺旋藻抗疲劳作用的初步观察 [J]. 广西预防医学，1997，3（6）：15-16.

[2] 刘刚，何树森，欧世平，等. 螺旋藻抗疲劳保健功能的检验与评价 [J]. 天然产物研究与开发，2001，13（6）：22-24.

[3] 庞辉，何惠，李倩茗. 螺旋藻抗运动性疲劳作用的实验 [J]. 中国临床康复，2005，9（28）：200-201.

[4] 张兴海，冯新元，赵琳. 螺旋藻营养法与运动性疲劳 [J]. 中国组织工程研究与临床康复，2008，12（33）：6575-6578.

[5] 王元勋，刘晓琳，关英华，等. 对螺旋藻和维生素 C- 螺旋藻合剂提高运动耐力的研究 [J]. 北京体育师范学院学报，1996，8（3）：33-36.

[6] 王书全，李丽. 螺旋藻多糖抗疲劳作用研究 [J]. 食品工业科技，2013，34（22）：328-330.

[7] 于蕾妍，姜忠玲，周颖，等. 不同比例螺旋藻多糖与银杏叶提取物对小鼠抗疲劳作用的研究 [J]. 中国兽药杂志，2018，52（7）：72-77.

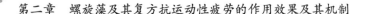

螺旋藻的抗运动性贫血作用

　　唐晓宏等[1]以河西学院 2012 级在校大学生为研究对象，观察螺旋藻补充前后对大学生有氧耐力以及血常规某些生化指标变化的影响；结果显示，螺旋藻有控制和降低体重、延缓运动性疲劳、提高大学生心功能指数的功效，且血红蛋白、红细胞、血细胞比容的水平均有上升，起到了调节生理功能的作用，可提高有氧耐力，是西北寒旱地区大学生良好的营养补剂。潘兴时[2]先以螺旋藻灌胃小鼠 4 周后，采用一次性跑台运动模型观察螺旋藻对运动大鼠红细胞超氧化物歧化酶（SOD）和丙二醛的影响；结果表明，服用螺旋藻后，其红细胞的抗氧化酶 SOD 的活性增加，自由基的浓度降低，可见螺旋藻能提高机体的抗氧化功能，有利于身体疲劳的恢复。庞辉等[3]喂含 20% 螺旋藻的饲料，时间 1 个月，运用大鼠在动物跑台上进行持续下坡跑运动（跑台跑速 16m/min，坡度 16°，时间 90 分钟），观察螺旋藻对运动大鼠红细胞的影响；结果表明，螺旋藻可促进实验动物红细胞的生成，降低运动大鼠红细胞渗透脆性，减缓红细胞的破坏，有效纠正运动性贫血。黄立新等[4]采用跑台离心运动方式建立大鼠运动性贫血模型，然后用螺旋藻（SP）进行恢复实验，将贫血大鼠随机分为阴性对照组（普通大鼠饲料）、阳性对照组（含硫酸亚铁饲料）、实验 1 组（含 15%SP 饲料）、实组 2 组（含 15%SP+ 中草药饲料）；经过 4 周的恢复实验，结果显示，实验 1 组和实验 2 组贫血恢复与阳性对照组相似，提示螺旋藻用于恢复大鼠运动性贫血效果显著，螺旋藻 + 中草药尚未达到功效倍增的效果。朱晓梅[5]以江苏女子柔道队为研究对象，观察螺旋藻对运动员血红蛋白等生化指标的影响；实验组予 5g/d 螺旋藻全粉胶囊，每日分 2 次服用；对照组服用同样颜色胶囊，内装成分相似的安慰剂，每日 2 次；两组训练强度及训练量相同，

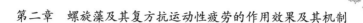

2周后、4周后进行指标的统计分析；研究表明，服用螺旋藻后运动员的血红蛋白水平明显升高，尤其是对由于铁缺乏引起的贫血有很好的疗效，同时螺旋藻有促进性激素分泌的作用，能提高体内睾酮水平。基于以上观点，认为螺旋藻是一种新型的运动营养补品，能提高抗疲劳能力而无任何副作用。黄立新等[6]以35名广西游泳队队员为研究对象，将受试者分为2组，实验组18人（男9人、女9人），服用广西北海北部湾农场生产的"螺旋藻"胶囊，每天服用8g；对照组17人（男8人、女9人），服用淀粉胶囊。连续服用10周。研究结果表明，服用"螺旋藻"组运动员可维持血中血红蛋白、血清铁蛋白水平，提示螺旋藻能有效预防缺铁性贫血的发生。血中RBC、SOD活力于实验结束时明显高于实验前，且明显高于对照组，而MDA则明显低于对照组，进一步说明螺旋藻在体内能抑制自由基过氧化反应，降低脂质过氧化作用，有助于防止或延缓疲劳的发生。左绍远[7]给12~14月龄小鼠灌胃螺旋藻5g/kg、10g/kg，能降低小鼠心、肝、脑MDA含量，增加小鼠红细胞及脑SOD活性，使小鼠全血、肝脏GSH-Px活性及GSH含量升高，并能明显抑制小鼠脑MAO-B活性，并能明显提高小鼠血清LDH活性及加速运动后血乳酸的消除，提示螺旋藻具有较明显的抗运动性疲劳作用。

参 考 文 献

[1] 唐晓宏，丁斌，颜维宝，等. 螺旋藻补充对西部寒旱地区大学生有氧耐力及血液生化指标的影响[J]. 体育科技，2017，38（3）：23-24.

[2] 潘兴时. 螺旋藻对运动大鼠红细胞超氧化歧化酶和丙二醛的影响[J]. 中国实用医药，2010，5（13）：81-82.

[3] 庞辉，李倩茗，黄立新，等. 螺旋藻对运动大鼠红细胞的影响[J]. 广西医科大学学报，1996，13（2）：47-49.

[4] 黄立新，吕小川. 螺旋藻对运动性贫血的恢复实验[J]. 体育科技，

1999, 20（2）: 25-27.

[5] 朱晓梅, 严政. 螺旋藻对运动员血色素等生化指标的影响 [J]. 体育与科学, 1996, 66（6）: 32-33.

[6] 黄立新, 吕小川, 龚德青, 等. 螺旋藻抗运动性贫血、提高运动能力的研究 [J]. 体育科技（广西）, 1996, 71（4）: 25-30.

[7] 左绍远. 螺旋藻营养片抗衰老抗疲劳的实验研究 [J]. 中成药, 1996, 18（6）: 31-33.

螺旋藻的促进体质健康作用

张俊华[1]以广东梅州联合中学高三 17 名准备参加体育高考的男生为研究对象, 研究螺旋藻对高中生训练期间身体功能的影响。实验组每天早餐后、午餐前、晚餐前服用螺旋藻胶囊, 每次服用 2g, 一天服用 6g; 对照组每天早餐后、午餐前、晚餐前服用只含淀粉的胶囊, 每次服用 2g, 一天服用 6g。受试者遵守统一时间, 按高考训练计划每天训练 2.5 小时, 每周训练 6 次, 周日休息, 共进行 4 周。研究表明, 服用"螺旋藻"后实验组受试血清睾酮（T）浓度明显高于对照组, 并能抑制大强度运动引起的血清肌酸激酶（CK）活性和血尿素氮（BUN）升高趋势, 明显提高实验组受试的血红蛋白（Hb）水平; 提示服用螺旋藻能促进高中生新陈代谢, 调节身体生理功能, 从而提高运动能力, 是高中生良好的运动补剂。

许榕仙等[2]以福州市少年体校 34 名运动员为研究对象, 开展了螺旋藻胶囊对少年体校运动员营养干预的研究。海水螺旋藻胶囊的制备: 螺旋藻取自福建东山湾海水养殖场, 自然风干、粉碎, 然后与预先充分混匀的元素钙、维生素 B_2 和维生素 C（强化量分别为 200g/kg、1.2g/kg 和 20g/kg）再次充分混匀, 装胶囊, 胶囊粒重 300mg, 小年龄者（13~15 岁）每日 1.2g, 大年龄者（16~20 岁）每日 1.8g, 分 2~3 次服用, 连续 33 天。研究结果表

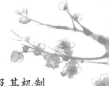

明,海水螺旋藻胶囊能够较全面地纠正少年运动员普遍存在的贫血,以及维生素、无机盐和微量元素供给不足等问题,是少年运动员较为理想的营养保健食品。

刘广胜等[3]以备战第十一届全国运动会的山东省男子举重队的8名重点运动员为研究对象,开展了有机螺旋藻精片对举重运动员营养干预的研究。有机螺旋藻精片每瓶720片,0.25g×720片。运动员每日服用100片,分4次服用。以往的研究并结合山东省男子举重队队员的测试结果表明,有机螺旋藻精片可有效提高血红蛋白、红细胞、白细胞的含量,改善血细胞比容,并能降低运动后体内产生的肌酸激酶和血尿素的含量,同时对体重的降控以及减少脂肪的含量也有一定的作用,并提出螺旋藻作为一种运动补剂极具开发和推广价值。

颜维宝等[4]以河西学院30名甘肃籍在校学生为研究对象,开展了螺旋藻对西北地区大学生体质健康的影响与价值研究。其中,男生15名,女生15名,年龄18~20岁,每日口服螺旋藻精片3次,每次7片(每片重0.25g),于早、中、晚饭后服用,连续服用12周。实验结果显示,西北地区大学生身体素质指标如台阶试验、肺活量、仰卧起坐(女生)均显著提高,体重变化不大但有下降趋势;能明显提高白细胞数量,且白细胞分类计数中单核细胞和中性粒细胞升高明显,淋巴细胞没有统计学意义,但均有升高趋势;能提高红细胞的数量和血红蛋白的浓度。结果提示,螺旋藻对促进西北地区大学生体质健康有积极的影响。

林建棣等[5]研究提示,“海龙宝”运动型螺旋藻饮料在减体脂、控体重、提高肌肉质量上有积极意义,对提高血红蛋白、增强肌肉力量和耐力素质、促进机体疲劳后的恢复等有明显的生理功效,对饮用者运动心理功能的改善有一定的效果。

参 考 文 献

[1] 张俊华. 螺旋藻对高中生训练期间身体机能影响的某些生化指标分析 [J]. 体育科技文献通报, 2011, 19(12): 104-105, 126.

[2] 许榕仙, 廖惠珍. 螺旋藻胶囊对少年体校运动员营养干预的研究 [J]. 营养学报, 2000, 22(2): 184-186.

[3] 刘广胜, 马文柱, 刘振宇. 有机螺旋藻片对举重运动员营养干预的研究 [J]. 山东体育科技, 2009, 31(4): 21-23.

[4] 颜维宝, 唐晓宏, 丁斌. 螺旋藻对西北地区大学生体质健康的影响与价值研究 [J]. 体育科技, 2017, 38(4): 33-34, 38.

[5] 林建棣, 陈南生, 张永民. 关于"海龙宝"运动型螺旋藻饮料效果的综合研究 [J]. 上海体育学院学报, 1998, 22(1): 48-54.

螺旋藻在运动医学中的其他作用

（一）对运动性骨骼肌损伤的作用

黄立新等[1]以 15% 螺旋藻干粉饲喂大鼠, 喂养 10 周后, 让大鼠在动物跑台上进行下坡运动, 速度为 16m/min, 坡度为 –16°, 运动 100 分钟, 休息 5 分钟, 再运动 100 分钟, 总运动时间 20 分钟, 不能完成运动者剔除。然后分别于运动结束后 0 小时、24 小时、72 小时、120 小时、168 小时分批处死。采用酶组织化学方法, 观察螺旋藻对大鼠骨骼肌运动性损伤的影响。结果显示, 螺旋藻对改善运动性损伤造成的肌肉组织学结构异常, 减轻肌纤维的变性坏死, 促进运动后期恢复等均有较好的效果; 对运动性损伤引起的有氧代谢酶类活性下降有一定的改善作用, 对恢复正常的Ⅰ型、Ⅱ型肌纤维结构比例, 恢复有氧代谢酶的活性亦有较好的效果; 对运动性损伤造成的线粒体破坏有缓解作用。进一步的研究表明, 螺旋藻能使力竭运动后骨骼肌线粒体自由基生成减少,抗氧化酶活性增强,使血清中肌肉损伤标志酶水平降低[2]。上述研究显示,螺旋藻对运动性骨骼肌损伤有显著的保护作用。

(二)对运动引起的海马损伤的保护作用

朱洪竹等[3,4]观察了螺旋藻对递增大强度运动诱导大鼠海马形态结构损伤和脑源性神经营养因子(BDNF)表达变化的影响。螺旋藻低剂量:螺旋藻按每天100mg/kg体重给药;高剂量:螺旋藻按每天300mg/kg体重给药。实验前螺旋藻用生理盐水稀释。采用灌胃的方式,给药体积2ml/只,每周7天,1次/d,连续3周。结果发现,螺旋藻低、高剂量补充可改善运动所致的海马形态结构损伤,其中高剂量组的改善效果要优于低剂量组,其原因可能与高剂量螺旋藻补充能较好地上调海马区BDNF蛋白表达,进而对运动大鼠表现出明显的神经保护作用有关。进一步的研究结果表明,螺旋藻补充能改善运动疲劳大鼠海马神经元损伤的原因可能与其上调BDNF和其受体(TrkB)及其受体磷酸化(p-TrkB)蛋白表达而发挥神经保护作用有关。

(三)对运动性心肌组织和肾组织的保护作用

庞辉等[5]开展了螺旋藻对运动大鼠心肌组织化学影响的研究。每天喂大鼠含有20%螺旋藻的饲料,时间1个月。1个月后,进行一次性跑台力竭实验,跑台角度16°,跑速17m/min,跑至力竭(经电刺激尾巴,仍不能继续往前跑为标准)。结果发现,螺旋藻可缓解琥珀酸脱氢酶(SDH)、腺苷三磷酸酶(ATPase)活性的降低和乳酸脱氢酶(LDH)、酸性磷酸酶(ACP)、碱性磷酸酶(ALP)活性的升高,提示其可能有促进心肌能量代谢、保护心肌的作用。庞辉等[6]的研究还发现,螺旋藻可缓解运动大鼠肾组织脂质过氧化物(LPO)的升高和超氧化物歧化酶(SOD)活性的下降,提示其可能有抗运动性肾损伤的作用。

(四)对力竭运动大鼠胃溃疡的保护作用

庞辉等[7]观察了螺旋藻对力竭运动大鼠胃溃疡的作用。

采用水槽作为大鼠游泳槽,水深 60cm 以上,水温(30 ± 2)℃。第 1 周每天无负重游泳 30 分钟,然后每周加 10 分钟,至第 4 周末进行最后一次力竭游泳。力竭性运动采用无负重运动。力竭即刻将大鼠从水中捞出(力竭标准为:经过 10 秒后动物仍不能返回水面,同时运动极度不协调)。结果表明,饲料中加入 15%螺旋藻干粉喂养 4 周组大鼠溃疡指数明显下降,胃液量、总酸度、胃蛋白酶无明显改变,前列腺素 E(PGE)含量升高,胃组织丙二醛(MDA)含量降低,一氧化氮(NO)无明显改变。结论:螺旋藻通过减少力竭运动后脂质过氧化、增加 PGE 等方面来抵抗运动性胃溃疡。

参 考 文 献

[1] 黄立新,吕小川.螺旋藻干粉对大鼠骨骼肌运动性损伤的影响研究 [J].体育科技,1998,19(增刊):63-66.

[2] 黄立新,吕小川,杨斌,等.螺旋藻对大鼠运动性骨骼肌损伤保护作用的研究 [J].体育科学,2000,20(2):58-59.

[3] 朱洪竹,朱梅菊,曾志刚,等.螺旋藻对递增大强度运动诱导大鼠海马形态结构损伤和 BDNF 表达变化的影响 [J].井冈山大学学报(自然科学版),2017,38(5):78-84.

[4] 朱洪竹,张莹,朱梅菊,等.螺旋藻对运动疲劳大鼠海马损伤的保护作用及机制研究 [J].中国应用生理学杂志,2018,34(6):562-567.

[5] 庞辉,陈维平,李倩茗,等.螺旋藻对运动大鼠心肌组织化学影响的研究 [J].广西医学,1997,19(4):563-564.

[6] 庞辉,李倩茗,吕小川,等.螺旋藻对运动大鼠肾组织自由基影响的实验研究 [J].广西医科大学学报,1997,14(2):70-72.

[7] 庞辉,何惠.螺旋藻对力竭运动大鼠胃溃疡的作用 [J].中国运动医学杂志,2007,26(4):475-476.

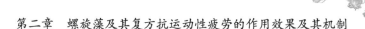

第二节　螺旋藻及其复方抗运动性疲劳的作用效果和作用机制研究

前文述及有关螺旋藻在运动医学中的研究颇受重视，尤其是螺旋藻在抗运动性疲劳中的作用。但过去的工作着重于单味螺旋藻的研究，如何利用螺旋藻广泛作用的特点，针对运动性疲劳的中医理论认识和辨证组成复方，提高螺旋藻的作用效果，是螺旋藻应用研究的重要方向之一。但迄今，有关的研究报道甚少。根据中医理论，运动性疲劳属于中医"不用""怠惰嗜卧""过劳"等范畴。《灵枢·本神》曰："脾气虚则四肢不用。"金元医家李杲《脾胃论·肺之脾胃虚论》载："脾胃之虚，怠惰嗜卧。"可见劳倦伤脾，脾气虚不能布散精微，肢体失养，为疲劳的根本病因。同时《黄帝内经》提出"肝主身之筋膜"，肝为"罢极之本"，肝藏血，肝血不足，筋脉失养，不耐疲劳。且《灵枢·海论》将"髓海不足，则脑转耳鸣，胫酸眩冒，目无所见，懈怠安卧"等表现归咎于"肾藏精，精生髓，髓充于脑"的功能失调，从而导致精虚髓减，骨骼失养，动辄疲劳。因此，运动性疲劳的发生与脾、肝、肾三脏功能失调密不可分。同时，我们在多年的研究过程中发现，"体重下降""食欲降低""神疲乏力、不愿活动"是长时间大强度训练机体的三大主症，根据中医理论当为过劳损伤脾气，脾气亏虚所致，而脾气亏虚，气不生血，日久则形成气血两虚证。而且长时间大强度训练机体往往会伴有口唇淡白，血中血红蛋白浓度降低等血虚证体征，以及运动性低睾酮血证等肾阳不足的表现。而在前述有关中药复方抗运动性疲劳的研究中，肝、脾、肾同治，气血同调的复方不多，尤其是以含有多种营养素的螺旋藻为君药，配合中医的肝、脾、肾同治，气血同调的复方甚少。因此，我们按健脾养肝补肾、行气活血的治法,以螺旋藻益气养血为君药,黄芪益气健脾、枸杞养肝血、淫羊藿补肾阳、女贞子补肾阴为臣药,枳壳调肝气、丹参养血活血为佐药,牛膝活血化瘀、强筋骨并能引药下行为佐药,按最佳配伍比例,组成螺旋藻复方。我们对螺旋藻及其复方抗运动性疲劳的作用效果和作用机制进行了一系列研究。现总结如下。

螺旋藻复方对疲劳大鼠血液形态学参数的影响[1]

红细胞是血液中的主要成分,主要担任运输氧和二氧化碳,直接影响机体的物质代谢和能量代谢,在运动过程中其影响力尤为突出。适当合理的运动训练能有效提高红细胞的数目,改善红细胞功能结构,提高机体的工作和运动能力。但长期的不合理的大强度训练会导致红细胞的受损,使其数目减少、形态结构发生改变,有可能引起运动性贫血。这将严重影响机体的工作和运动能力,不利于运动成绩的提高。所以,如何防止由于大强度训练而引起的红细胞受损已成为当今运动医学研究的重点之一。本实验采用螺旋藻复方(含螺旋藻、黄芪、枸杞、丹参等)对大鼠进行治疗,观察其对长期大强度训练大鼠血液中的红细胞(RBC)计数、血红蛋白(Hb)含量、血细胞比容(HCT)、红细胞平均体积(MCV)、红细胞平均血红蛋白含量(MCH)、红细胞平均血红蛋白浓度(MCHC)等指标的影响,旨在探讨其在预防运动性贫血中的作用。

(一)材料与方法

1. 实验动物的来源与分组　SPF级雄性SD大鼠21只,体重(190.5±45.37)g,1.5月龄,由广东医学院(现广东医科大学)

---

[1] 相关内容参见:谢镇良,朱梅菊. 螺旋藻复方对疲劳大鼠血液形态学参数的影响[J]. 湛江师范学院学报,2005,26(6):118-121.

实验动物中心提供。动物随机分成 3 组：对照组、运动组、运动 + 中药组（简称中药组）。每组 7 只大鼠，分笼饲养，自由饮水及摄食，室内温度（23 ± 2）℃，湿度 60%~70%。

2. 螺旋藻复方的制备　螺旋藻复方由螺旋藻、黄芪、枸杞、丹参等组成，将药物以文火煎煮，取药汁，制成每毫升药液含生药 0.85g，将药液置于 4℃冰箱内备用，复方制备参照文献 [1]。

3. 动物的处理

（1）动物的跑台训练：运动组和中药组进行跑台（天津市运动医学研究所研制的 MB-Ⅱ型小动物跑台）训练，每周训练 5 天。跑台训练安排如下：正式训练前 5 周训练安排速度为 25m/min、30m/min、33m/min、38m/min、42m/min，每天跑台 20 分钟；第 6 周速度为 45m/min，每天跑台 25 分钟；第 7 周为 48m/min，每天跑台 25 分钟；第 8 周为 48m/min，每天跑台 30 分钟。所有跑台训练坡度为 0°。对照组不做任何处理，置室内静养。

（2）动物的给药：中药组和运动组正式训练的前 4 周都不给药，从第 5 周开始中药组大鼠每天训练前 5 小时灌胃螺旋藻复方中药 [8.5g/（kg·wt）]，运动组灌胃等体积的纯净水，药物剂量换算参照文献 [2]。

4. 指标收集　最后一次训练后 24 小时，将大鼠用乙醚麻醉，心脏采血，肝素抗凝，将血液送往赤坎区人民医院做血常规检查，测定 RBC、Hb、HCT、MCV、MCH、MCHC 等指标。

5. 统计学处理　将各组大鼠各项指标进行统计学的方差分析。

（二）结果

运动组大鼠血液中 RBC 和 MCHC 水平显著低于对照组（$P < 0.05$），Hb 和 MCH 水平显著低于对照组（$P < 0.01$）；中药组大鼠血液中 RBC 和 MCHC 水平显著高于运动组（$P < 0.05$），Hb 和 MCH 水平显高于运动组（$P < 0.01$），MCV 水平低于运动组（$P < 0.01$）；中药组各项指标与对照组比较无显著差异。

3组的HCT水平均无显著差异。见表2-1。

表2-1　各组大鼠血液中红细胞形态学的比较($\bar{X} \pm S$, $n=7$)

指标	运动组	中药组	对照组
RBC(10^{12}/L)	6.114 ± 0.496 *	7.99 ± 0.104 #	7.15 ± 0.321
Hb(g/L)	83.2 ± 10.19 **	128.2 ± 14.65 ##	123 ± 12.38
HCT(L/L)	0.372 ± 0.038	0.359 ± 0.06	0.35 ± 0.041
MCV(fl)	57.34 ± 6.79 **	50.14 ± 5.52 ##	49 ± 4.31
MCH(pg)	11.13 ± 2.609 **	16.3 ± 3.064 ##	15.8 ± 2.627
MCHC(g/L)	0.273 ± 0.015 *	0.313 ± 0.036 #	0.324 ± 0.023

注：运动组与对照组比较： $*P < 0.05$ ， $**P < 0.01$ ；中药组与运动组比较： $\#P < 0.05$ ， $\#\#P < 0.01$ 。

(三)讨论

中医学气血理论认为,气和血是构成机体的基本物质,机体整体活动的物质基础是气血津液,同时机体的活动又产生气血津液,以充实机体、支持机体活动,这表明了气血与机体运动的密切关系。有研究表明,持续大强度的训练会导致大鼠气血亏虚[3],这与西医所说的运动性贫血有一定的关系。根据中医理论,此证治宜补益气血。本实验所用螺旋藻复方,以螺旋藻益气养血为君药,配黄芪补益脾气、枸杞滋养肝血而共为臣药,伍丹参养血活血等。诸药相伍,共达益气补血之功。对大鼠进行治疗后,观察其对疲劳大鼠血液中红细胞计数、血红蛋白含量、血细胞比容、红细胞平均体积等指标的影响。RBC是人体血液中的主要有形成分,主要功能是运输氧和二氧化碳,特别是在高原居民、贫血人群以及心血管疾病患者当中,其功能显得尤为突出。在运动过程中,它是决定运动员最大摄氧量的主要因素,此外还可通过自身的缓冲系统参与体液的酸碱度缓冲[4]。故 RBC 能直接影响体内物质代谢和能量代谢,从而影响人体的身体功能和运动能力。但所有这些功能的发挥,主要依赖于红细胞正常的结构和形态。一旦红细胞受到损害,这些功能将会下降,红细胞的运氧能力下降,使机体容易产生疲劳。本实验结果表明,运动组大鼠血液中 RBC、Hb、MCH、MCHC 水平显著低于对照组,中药组的 RBC、Hb、MCH、MCHC 水平显著高于运动组,复方组 6 项指标与对照组比较无显著差异。RBC和 Hb 两项指标是医学界公认的判断贫血的标准[5],运动组的RBC 和 Hb 水平的下降,说明有运动性贫血的存在,这可能是由于长期大强度训练引起血管内溶血[4]而造成的。复方组大鼠的 RBC 和 Hb 无明显改变,提示螺旋藻复方能显著提高大强度训练大鼠血液中的 RBC 和 Hb 含量,以保护红细胞的作用。另外,本实验结果还表明,运动组大鼠的 MCV 水平显著高于对照组和中药组,可能是由于长期大强度训练引起大鼠体内自由基产生增多,超过机体的清除能力,使红细胞膜发生脂质过氧化[1],导致红细胞发生畸形(直径增大、厚度增加)而引起的。复方组与对照组比较无显著差异,表明螺旋藻复方对预防自由基损伤有积极的作用。现代药理研究表明,螺旋藻具有明显的抗运动性贫血、提高运动能力的作用[6]。黄芪具有改善红细胞流变性,清除自由基,减轻氧自由基及其引发的脂质过氧化对红细胞结构的损伤,从而具有保护红细胞的作用[7]。枸杞水提取液及其有效成分枸杞多糖,不但可以提高运动大鼠抗氧化酶活性,降低 MDA 含量,清除氧自由基,而且还能通过纠正红细胞膜成分比例失调,起到稳定红细胞膜的作用[8]。丹参是良好的外源性自由基清除剂,能明显降低疲劳性游泳后红细胞膜的 MDA含量,使红细胞膜免受自由基攻击,从而具有保护红细胞的作用[9]。故诸药相伍,能显著改善慢性运动性疲劳大鼠血液中红细胞参数,提高 RBC、Hb、HCT、MCV、MCH、MCHC 等指标的水平。

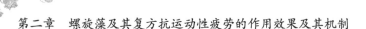

（四）结论

螺旋藻复方能显著提高长期大强度训练大鼠 RBC、Hb、HCT、MCV、MCH、MCHC 等的水平，对预防运动性贫血的发生有积极的意义，为螺旋藻复方的研制开发提供了实验依据。

参 考 文 献

[1] 朱梅菊，屈菊兰，李红. 螺旋藻及其复方对运动小鼠红细胞形态及自由基代谢的影响[J]. 中国运动医学杂志，2003，9（22）：506-508.

[2] 贺石林. 中医科研设计与统计方法[M]. 长沙：湖南科学技术出版社，1989.

[3] 李良鸣，魏源，王步标，等. 补气活血中药和力竭运动对大鼠不同类型肌纤维自由基代谢的影响[J]. 中国运动医学杂志，1999，18（4）：309-311.

[4] 王雁，廉景丽. 大强度训练对优秀散手运动员安静时血液参数的影响[J]. 首都体育学院学报，2002，14（2）：72-74.

[5] 曹建民，赵杰修，金丽，等. 营养补充对运动性贫血大鼠红细胞指数、血清铁、铁蛋白及转铁蛋白指标影响的研究[J]. 北京体育大学学报，2004，27（8）：1049-1052.

[6] 黄立新，吕小川，龚德青，等. 螺旋藻抗运动性贫血、提高运动能力的研究[J]. 体育科技（广西），1996，17（4）：25.

[7] 陈春富，贾海燕，郭述苏，等. 黄芪注射液改善脑梗死病人红细胞流变性剂量-效应的观察[J]. 中国新药与临床杂志，2001，20（6）：415-417.

[8] 徐承水. 枸杞对家兔红细胞膜磷脂成分及电泳率的影响[J]. 河南师范大学学报（自然科学版），2000，28（3）：86-88.

[9] 卢健，陈彩珍，许豪文. 丹参对大鼠疲劳性游泳运动时红细胞自由基代谢的影响[J]. 广州体育学院学报，1996，16（1）：13-15.

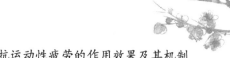

螺旋藻及其复方对运动小鼠红细胞形态及自由基代谢的影响[2]

研究表明,大强度训练可导致红细胞形态改变,而红细胞形态变化不但影响其携氧功能,也会影响其变形能力,是机体工作能力下降和运动性贫血发生的重要因素[1]。有研究结果显示,由大强度训练引起的红细胞形态改变与内源性自由基产生增多及其膜结构损伤有关[2]。但目前尚无有效的方法能抵抗大强度训练引起的红细胞损伤。前面的研究表明,螺旋藻复方能显著提高长期大强度训练大鼠 RBC、Hb、HCT、MCV、MCH、MCHC 等的水平。本研究旨在进一步观察螺旋藻及其复方对运动小鼠红细胞形态的保护作用,并探讨其作用机制。

（一）材料与方法

1. 实验动物　昆明种健康雄性小鼠 60 只,2 月龄,体重（20±2.98）g,由广东医学院（现广东医科大学）实验动物中心提供。

2. 螺旋藻及其复方的制备　单味螺旋藻制成每毫升含生药 0.25g 的螺旋藻水溶剂。螺旋藻复方由螺旋藻、黄芪、枸杞、淫羊藿、枳壳、丹参等组成,除螺旋藻外,其余药物以文火煎煮,取药汁,加入螺旋藻粉,制成每毫升含生药 0.85g 的螺旋藻复方药溶剂,将药液置 4℃冰箱内保存备用。

3. 动物分组与处理　实验动物适应性喂养 2 天后,随机分为 4 组,即正常组、运动组、运动 + 单味螺旋藻组（简称单味组）、运动 + 复方螺旋藻组（简称复方组）,每组 15 只。分别以单味螺旋藻 [2.5g/（kg·wt）]、螺旋藻复方 [8.5g/（kg·wt）] 灌服

[2] 相关内容参见: 朱梅菊, 屈菊兰, 李红. 螺旋藻及其复方对运动小鼠红细胞形态及自由基代谢的影响 [J]. 中国运动医学杂志, 2003, 22（5）: 506-508.

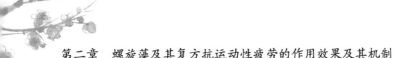

单味组和复方组小鼠；以等体积蒸馏水灌服正常组和运动组小鼠，药物剂量换算参照文献[3]。除正常组外，其余组小鼠每天分别于给药后 3 小时进行无负重游泳。游泳时间：第 1、2 周每天 30 分钟，第 3 周每天 60 分钟，第 4 周每天 90 分钟 [水温（29 ± 1）℃，水深 40cm 左右]。第 29 天，各组动物进行力竭性游泳，记录游泳时间。力竭标准为动物下沉后 10 秒不露出水面。力竭小鼠休息 30 分钟后，木板固定，心脏采血。

4. 红细胞扫描电镜标本的制备　将肝素抗凝血以 1 500r/min 离心 10 分钟，弃上清，加入 0.86%NaCl 溶液洗涤，离心，弃上清，共 3 次。2.5% 戊二醛溶液固定，乙醇梯度脱水，滴台，CO_2 临界点干燥，E-1010 离子溅射仪喷金，在 PHILIPS XL30-EDAX 扫描电子显微镜下进行红细胞形态观察，每个样本观察 1 000 个 RBC，参照潘力等报道的 RBC 形态分类方法观察 RBC 的形态和计算畸形 RBC 数[4]。

5. 红细胞 SOD 活性和 MDA 含量的测定　将肝素抗凝血制备红细胞抽提液，超氧化物歧化酶（SOD）活性测定采用黄嘌呤氧化酶法，丙二醛（MDA）含量测定采用 TBA 比色法，试剂盒均购自南京建成生物工程研究所。

6. 统计学处理　畸形红细胞百分率（红细胞畸形率）比较采用 χ^2 检验，SOD 活性和 MDA 含量比较用方差分析，用 SPSS 统计软件包进行统计学处理。

（二）结果

1. 螺旋藻及其复方对运动小鼠红细胞形态的影响

（1）各组小鼠红细胞畸形率的比较：运动组小鼠红细胞畸形率显著高于其余 3 组，均 $P < 0.01$。复方组小鼠红细胞畸形率显著低于单味组，$P < 0.01$。复方组小鼠红细胞畸形率与正常组比较，差异无显著性。表明螺旋藻及其复方能显著降低大强度训练小鼠红细胞畸形率。见表 2-2。

表2-2　各组小鼠红细胞畸形率比较

组别	正常组	运动组	单味组	复方组
n	11	10	13	12
红细胞畸形率（%）	24.67 ± 8.87▲▲■■	84.37 ± 12.40	41.67 ± 10.23▲▲	25.89 ± 9.61▲▲■■

注：▲▲ $P < 0.01$，与运动组比较；■■ $P < 0.01$，与单味组比较。

（2）各组小鼠红细胞形态的扫描电镜观察：正常组小鼠红细胞呈双凹圆盘形，表面光滑规整，畸形红细胞较少，见图2-1、图2-5。运动组小鼠畸形红细胞显著增多，以棘形红细胞为主，见图2-2、图2-6。单味组及复方组小鼠畸形红细胞明显降低，分别见图2-3、图2-7，图2-4、图2-8。

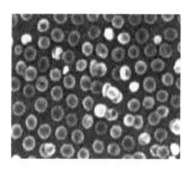

图2-1　正常组　×2000

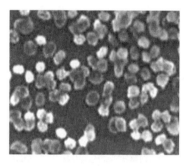

图2-2　运动组　×2000

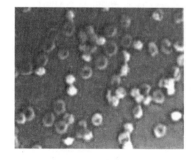

图2-3　单味组　×2000

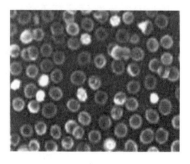

图2-4　复方组　×2000

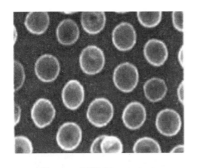

图2-5　正常组　×4000

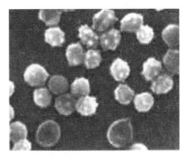

图2-6　运动组　×4000

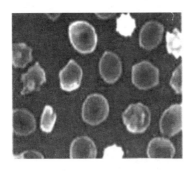

图2-7　单味组　×4000

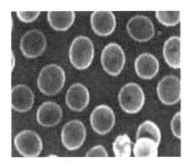

图2-8　复方组　×4000

（3）螺旋藻及其复方对运动小鼠红细胞 SOD 活性、MDA 含量的影响：运动组小鼠红细胞 SOD 活性显著低于其余3组，而 MDA 含量显著高于其余3组（均 $P < 0.01$）。复方组小鼠红细胞 SOD 活性显著高于单味组，而 MAD 含量低于单味组（均 $P < 0.01$）。单味组小鼠红细胞 SOD 活性低于正常组，而 MDA 含量高于正常组（均 $P < 0.01$）。复方组小鼠红细胞 SOD 活性、MDA 含量与正常组比较，差异无显著性（均 $P > 0.05$），提示螺旋藻及其复方能明显提高运动小鼠红细胞 SOD 活性和降低红细胞 MDA 含量，且复方的作用超过单味螺旋藻。见表2-3。

表2-3 各组小鼠红细胞SOD活性、MDA含量比较

组别	n	SOD（nU/gHb）	MDA（nmol/ml）
正常组	11	20 015 ± 485 ■■▲▲	20.03 ± 4.67 ■■▲▲
运动组	10	8 796 ± 643	45.63 ± 8.72
单味组	13	13 465 ± 586	28.13 ± 9.73
复方组	12	19 925 ± 575 ■■▲▲	21.13 ± 4.56 ■■▲▲

注：▲▲$P < 0.01$，与运动组比较；■■$P < 0.01$，与单味组比较。

（三）讨论

红细胞形态的变化，一方面影响其携氧功能，导致运动能力下降，另一方面也会影响其变形能力，导致微循环障碍，是运动性疲劳发生的重要因素之一，且会影响其流变性，易在网状内皮系统滞留而被破坏，严重者出现血管内溶血，是运动性贫血发生的重要因素之一。故寻找有效的方法抵抗大强度训练所致的红细胞损伤，意义重大。本研究结果显示，运动组小鼠红细胞畸形率显著高于正常组。而单味组及复方组小鼠红细胞畸形率均显著低于运动组。这提示大强度训练能导致机体红细胞形态异常，而螺旋藻及其复方可显著降低大强度训练小鼠红细胞畸形率，从而具有明显的保护红细胞作用。关于红细胞形态异常的发生机制还不十分清楚，一般认为，红细胞形态是由红细胞膜结构决定的，由大强度训练引起的红细胞形态改变与内源性自由基产生增多而致红细胞膜结构损伤有关[5]。本研究结果表明，运动组小鼠红细胞MDA含量显著高于正常组，而SOD活性显著低于正常组，表明大强度训练小鼠红细胞自由基产生和清除的动态平衡被破坏，出现了过氧化损伤，因而使红细胞的形态发生异常。本研究结果显示，单味组及复方组小鼠红细胞SOD活性均显著低于运动组，而MDA含量均显著高于运动组小鼠，提示螺旋藻及其复方可通过提高SOD等抗氧化

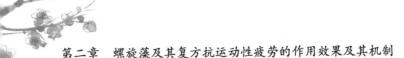

酶活性,清除氧自由基,减轻氧自由基及其引发的脂质过氧化物对红细胞膜结构的损伤,从而达到保护红细胞的目的。螺旋藻复方主要由螺旋藻、枸杞、黄芪、丹参等组成。现代药理研究表明,螺旋藻中的有效成分螺旋藻多糖能显著提高机体 SOD 等抗氧化酶活性[6];枸杞中的有效成分枸杞多糖具有提高小鼠运动耐力及增强小鼠体内 SOD、GSH-Px 活性,稳定红细胞膜等作用[7]。黄芪中的有效成分黄芪皂苷能提高机体 SOD 活性,清除自由基,保护红细胞[8]。丹参是良好的外源性自由基清除剂,能通过提高 SOD 活性,清除氧自由基,阻断红细胞膜自由基的产生[9]。故诸药相伍,能显著提高小鼠红细胞 SOD 活性,降低MDA 含量,减轻大强度训练导致的红细胞膜结构损伤,从而具有保护红细胞的作用。

（四）结论

螺旋藻及其复方能显著降低运动小鼠红细胞畸形率,减轻长时间大强度训练导致的红细胞损伤,其机制与药物纠正运动小鼠红细胞氧自由基代谢失衡有关,且复方的作用超过单味螺旋藻。

参 考 文 献

[1] 陈筱春,文质君,屈菊兰,等. 大鼠跑台连续疲劳运动后网织红细胞计数、血浆游离血红蛋白测定和红细胞形态的扫描电镜观察 [J]. 体育科学, 2002, 22(2): 108-111.

[2] Huang Y, Liu D, Sun S. Mechanism of free radicals on the molecular fluidity and chemical structure of the red cell membrane damage[J]. Clin Hemorheol Microcirc, 2000, 23(2-4): 287-290.

[3] 贺石林. 中医科研设计与统计方法 [M]. 长沙:湖南科学技术出版社, 1989: 55-66.

[4] 潘力,崔新明,崔丽,等. 高脂血症大鼠红细胞扫描电镜观察 [J]. 白求

恩医科大学学报, 2001, 27(2): 124-126.

[5] 衣雪洁, 常波, 许豪文. 力竭游泳对红细胞膜的影响 [J]. 中国运动医学
杂志, 2001, 20(2): 139-141.

[6] 黄立新, 吕小川, 龚德青, 等. 螺旋藻抗运动性贫血、提高运动能力的
研究 [J]. 体育科技(广西), 1996, 17(4): 25.

[7] 徐承水. 枸杞对家兔红细胞膜磷脂成分及电泳率的影响 [J]. 河南师范
大学学报(自然科学版), 2000, 28(3): 86-88.

[8] 陈春富, 贾海燕, 郭述苏, 等. 黄芪注射液改善脑梗死病人红细胞流变
性剂量 - 效应的观察 [J]. 中国新药与临床杂志, 2001, 20(6): 415.

[9] 李继英, 芦春宁. 丹参注射液对脑梗死患者 SOD 及 MDA 水平的影响
[J]. 江苏中医, 2001, 22(4): 14.

螺旋藻及其复方对运动小鼠体内
氧自由基代谢的影响 [3]

　　人体运动时会产生大量的氧自由基。应用电子自旋共振
(ESR)技术可直接测定生物体内的氧自由基。氧自由基及其引
起的脂质过氧化反应可以攻击细胞及线粒体等生物膜,从而导
致运动性疲劳的发生。为此,课题组采用小鼠游泳训练疲劳模
型,观察并比较螺旋藻与其复方在提高小鼠运动能力、延迟运
动性疲劳的发生、纠正氧自由基代谢失衡等方面的作用,为螺
旋藻复方的研制开发提供部分实验依据。

　　(一)材料与方法

　　1. 实验动物　昆明种健康雄性小鼠 60 只, 2 月龄,体重
(20 ± 1.78)g,由广东医学院(现广东医科大学)实验动物中心
提供。

---

[3] 相关内容参见:朱梅菊,熊静宇,高顺生,等. 螺旋藻及其复方对运动小鼠体内氧
自由基代谢的影响[J]. 体育科学, 2001, 21(5): 55-57.

2. 螺旋藻及其复方的制备　单味螺旋藻制成每毫升含生药 0.25g 的螺旋藻水溶剂。螺旋藻复方由螺旋藻、黄芪、枸杞、丹参等组成，将药物以文火煎煮，取药汁，制成每毫升药液含生药 0.85g，将药液置于 4℃ 冰箱内备用。

3. 实验方法　实验动物适应性喂养 3 天后，随机分为 4 组，即运动组、运动 + 单味螺旋藻组（简称单味组）、运动 + 螺旋藻复方组（简称复方组）、正常对照组，每组 15 只，分别以单味螺旋藻 0.25g/（kg·wt）、螺旋藻复方 8.50g/（kg·wt）灌服单味组和复方组小鼠，以等体积蒸馏水灌服正常对照组和运动组小鼠，药物剂量换算参照文献 [1]。给药后 3 小时，除正常对照组外，其余 3 组分别无负重游泳 30 分钟 [水温（29 ± 1）℃，水深 40cm 左右]。连续游泳训练 20 天。第 21 天，各组动物进行力竭性游泳，记录游泳时间。力竭标准为动物下沉后 10 秒不露出水面。力竭小鼠休息 30 分钟后，称重，心脏采血，肝素抗凝，取小鼠后肢肌肉、肝脏，冰浴下制备组织匀浆，测定血浆及组织匀浆的各项生化指标。超氧化物歧化酶（SOD）测定采用黄嘌呤氧化酶法，丙二醛（MDA）测定采用 TBA 比色法，GSH-Px 测定采用 DTNB 法。试剂盒均购自南京建成生物工程研究所。

4. 统计分析　两组计量资料属正态分布者用 t 检验，不符合正态分布用 t' 检验。多组计量资料用方差分析，方差不齐采用非参数统计。全部统计通过 SPSS 统计软件完成。

（二）结果

1. 螺旋藻及其复方对小鼠一般健康状况的影响　运动组小鼠从第 2 周起食欲下降，体重增长缓慢。第 3 周起体重负增长，体瘦，毛松，无神，活动明显减少等疲劳症状日渐明显。单味组和复方组小鼠食欲正常，体重持续均衡增长，毛发光泽，致密，活动无明显减少。正常组、单味组及复方组实验前、3 周前及 3 周后体重差异无显著性，均 $P > 0.05$，实验过程中溺死 6 只。见表 2-4。

表2-4　各组小鼠体重的变化($\overline{X} \pm S$, g)

组别	实验前		3周前		3周后	
	n	体重	n	体重	n	体重
正常组	15	20.11 ± 1.70	15	27.19 ± 0.63 △△	15	29.18 ± 0.59※
运动组	15	9.63 ± 2.18	15	23.58 ± 0.69 △△	13	20.68 ± 1.57※
单味组	15	20.13 ± 1.55	15	28.13 ± 0.89 △△	12	30.98 ± 0.89※
复方组	15	20.63 ± 1.03	15	30.63 ± 2.85 △△	14	32.78 ± 0.87※

注：△△ $P < 0.01$，每组3周前与实验前比较；※ $P < 0.05$，每组3周后与3周前比较。

2. 螺旋藻及其复方对小鼠游泳耐力的影响　复方组和单味组小鼠力竭游泳时间分别显著长于运动组，均 $P < 0.01$。单味组小鼠力竭游泳时间短于复方组，$P < 0.01$。复方组小鼠力竭游泳时间长于正常组，$P < 0.01$。单味组小鼠力竭游泳时间与正常组比较，差异无显著性，$P > 0.05$。提示螺旋藻及其复方具有提高小鼠游泳耐力的作用，且螺旋藻复方优于单味螺旋藻。见表2-5。

表2-5　螺旋藻及其复方对小鼠游泳耐力的影响

组别	n	游泳时间($\overline{X} \pm S$, min)
正常组	15	248.90 ± 85.75※※
运动组	13	173.67 ± 72.03
单味组	12	248.80 ± 84.98 △△,※※
复方组	14	341.52 ± 85.75 △△

注：△△ $P < 0.01$，运动组与单味组、复方组比较；※※ $P < 0.01$，复方组与正常组、单味组比较。

3. 螺旋藻及其复方对小鼠体内氧自由基代谢的影响　运动组小鼠血、肝脏及肌肉组织中 SOD、GSH-Px 活性低于正常组，$P < 0.01$ 或 $P < 0.05$；MDA 含量高于正常组，$P < 0.05$ 或 $P < 0.01$。单味组、复方组小鼠血、肝脏及肌肉组织中 SOD、GSH-Px 活性高于运动组，$P < 0.01$ 或 $P < 0.05$；MDA 含量低于运动组，$P < 0.01$ 或 $P < 0.05$。单味组小鼠血、肝脏及肌肉组织中 SOD、GSH-Px 活性和 MDA 含量与正常组比较，差异无显著性，均 $P > 0.05$。复方组小鼠血、肝脏及肌肉组织中 SOD、GSH-Px 活性分别低于正常组和单味组，$P < 0.01$ 或 $P < 0.05$；MDA 含量分别高于正常组和单味组，$P < 0.01$ 或 $P < 0.05$。见表 2-6、表 2-7。

（三）讨论

脂质过氧化研究是自由基医学研究的重点之一。超氧化物歧化酶（SOD）、谷胱甘肽过氧化物酶（GSH-Px）和丙二醛（MDA）是反映机体氧自由基代谢的主要指标。MDA 含量的高低可反映体内脂质过氧化的程度，间接反映细胞受损程度。诸多研究证实，剧烈运动可促使活性氧的产生，体内脂质过氧化增强，MDA 水平升高而导致运动能力下降，产生运动性疲劳[2]。SOD 的功能是有效清除超氧自由基 O_2^-，GSH-Px 可以有效清除过氧化氢（H_2O_2）等活性氧，从而有效阻止脂质过氧化，使细胞免受运动性损伤。本实验研究结果显示，运动组小鼠体内 MDA 含量显著高于正常组，与文献报道一致。由于运动机体内产生大量自由基，消耗了内源性的 SOD、GSH-Px，故运动组小鼠体内 SOD、GSH-Px 活性低于正常组。因此，机体抗氧化酶活性降低，脂质过氧化加强是导致运动性疲劳的主要原因之一。故寻找有效的药物提高机体抗氧化酶活性，清除运动性内源自由基，是防治运动性疲劳的主要方向。

有研究表明，云南产螺旋藻多糖具有抗氧化抗疲劳作用[3]。我们在中医学有关劳伤导致疲劳、倦怠的理论和实

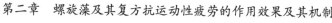

表 2-6　各组小鼠体内 SOD、GSH-Px 活性的变化

组别	n	血		肝脏		骨骼肌	
		SOD(nU/ml)	GSH-Px(U/ml)	SOD(nU/ml)	GSH-Px(U/ml)	SOD(nU/ml)	GSH-Px(U/ml)
正常组	15	4.73 ± 5.68※	25.10 ± 4.10※※	343.58 ± 118.86※	1 318.00 ± 157.48※	358.88 ± 89.88※	390.78 ± 186.13※
运动组	13	30.18 ± 9.83△	19.73 ± 3.55△	291.13 ± 81.41△	1 084.00 ± 125.00△	303.23 ± 71.52△△	319.00 ± 78.53△△
单味组	12	23.10 ± 8.13△※	29.10 ± 4.05△※	347.63 ± 94.13△※	1 307.19 ± 210.88△※	355.13 ± 103.43△※	390.56 ± 97.63△※
复方组	14	19.83 ± 7.15△△	32.15 ± 4.10△△	381.13 ± 103.13△△	1 378.00 ± 156.48△△	427.63 ± 101.53△△	450.86 ± 98.73△△

表 2-7　小鼠体内 MDA 含量的变化($\bar{x} \pm S$, nmol/ml)

组别	n	血	肝脏	骨骼肌
正常组	15	4.73 ± 0.68※	39.18 ± 12.63※	40.86 ± 10.83※※
运动组	13	30.18 ± 9.83△	52.90 ± 18.13△△	58.65 ± 15.13△△
单味组	12	23.10 ± 7.13△※	38.18 ± 10.13△△※	38.13 ± 10.90△△
复方组	14	19.83 ± 7.15△△	25.13 ± 4.85△△	21.75 ± 5.13△△※※

注：△△$P<0.01$，△$P<0.05$，运动组与正常组比较；※※$P<0.01$，※$P<0.05$，复方组与正常组、单味组，复方组比较。

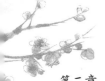

践经验的指导下,按健脾养肝、补肾、行气活血的治法,以螺旋藻为主药,组成了螺旋藻复方。实验研究结果显示,复方组小鼠力竭游泳时间显著长于单味组,复方组小鼠体内 SOD、GSH-Px 等抗氧化酶活性高于单味组,而 MDA 含量低于单味组,提示螺旋藻复方抗疲劳的作用超过单味螺旋藻,其机制可能与螺旋藻复方在提高机体抗氧化酶活性、清除体内自由基方面超过单味螺旋藻有关。现代药理研究表明,黄芪能提高机体抗氧化酶活性[4],枸杞有效成分枸杞多糖具有提高小鼠运动耐力及增强机体抗氧化酶性的作用[5],女贞子能明显提高老年大鼠抗氧化酶基因表达水平[6],丹参中水溶性成分丹酚酸 A 及丹参酮 I A 均能有效清除体内自由基而阻断脂质过氧化的链式反应,减小细胞毒性[7],故螺旋藻复方在提高机体抗氧化酶活性、清除运动性内源自由基方面明显超过单味螺旋藻,从而显示出较强的抗疲劳作用。

综上所述,螺旋藻复方在提高机体运动能力,延迟运动性疲劳的发生等方面超过单味螺旋藻,这可能与螺旋藻复方能显著提高机体抗氧化酶活性,清除运动性内源自由基有关。螺旋藻复方抗疲劳的分子机制及新的有效成分的提取有待进一步研究。

参 考 文 献

[1] 贺石林. 中医科研设计与统计方法 [M]. 长沙:湖南科学技术出版社,1989:55-56.

[2] 张勇,时庆德,文立,等. 运动性疲劳的线粒体膜分子机制研究. I. 急性力竭运动中线粒体电子漏引起质子漏增加及其相互作用[J]. 中国运动医学杂志, 1999, 18(3): 236-239.

[3] 左绍远. 云南产螺旋藻多糖抗氧化抗疲劳作用的实验研究 [J]. 中国生

化药物杂志, 1995(6): 255-258.

[4] 黄泰康. 常用中药成分与药理手册 [M]. 北京: 中国医药科技出版社, 1994.

[5] 李国莉, 黄元庆, 杨卫东. 枸杞多糖对运动训练小鼠耐力及体内自由基防御体系的影响 [J]. 中国运动医学杂志, 1998, 17(1): 56.

[6] 沈小瑜, 方肇勤, 吴敦序, 等. 二仙汤及其拆方对老年大鼠部分抗氧化酶活性及其基因表达水平的影响 [J]. 中国中西医结合杂志, 1995 (11): 672-673, 374.

[7] 王曙东, 周军. 丹参及其制剂的药理研究及临床应用 [J]. 中国中医药科技, 2000, 7(4): 270-271.

螺旋藻及其复方对运动小鼠心肌线粒体过氧化损伤的保护作用 [4]

螺旋藻含有多种营养素, 具有抗氧化、抗疲劳等多方面的药理和临床作用 [1]。过去着重于单味螺旋藻的研究。我们针对运动性疲劳的病因病理特点对螺旋藻复方进行研究。初步研究表明, 螺旋藻复方的抗疲劳作用超过单味螺旋藻 [2]。本研究旨在观察并比较单味螺旋藻及其复方对运动小鼠心肌线粒体过氧化损伤的保护作用。

（一）材料与方法

1. 实验动物 昆明种健康雄性小鼠 60 只, 2 月龄, 体重 (20.12 ± 1.88)g, 由湖南中医学院(现湖南中医药大学)实验动物中心提供。

2. 研究方法

（1）螺旋藻及其复方的制备: 单味螺旋藻制成 0.25g/L 生

---

[4] 相关内容参见: 朱梅菊, 李红. 螺旋藻及其复方对运动小鼠心肌线粒体过氧化损伤的保护作用[J]. 中国体育科技, 2002, 38(4): 37-38.

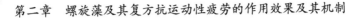

药螺旋藻水溶剂。螺旋藻复方由螺旋藻、黄芪、枸杞、丹参等组成，除螺旋藻外，其余药物以文火煎煮，取药汁，加入螺旋藻粉，制成 0.850g/L 生药螺旋藻复方药溶剂。将药液置 4℃冰箱内保存备用。

（2）实验方法：将实验动物适应性喂养 2 天后，随机分为 4 组，即运动组、运动 + 单味螺旋藻组（简称单味组）、运动 + 螺旋藻复方组（简称复方组）、正常组。每组 15 只。分别以单味螺旋藻 0.25g/（kg·wt）、螺旋藻复方 8.50g/（kg·wt）灌服单味组和复方组小鼠，以等体积蒸馏水灌服正常组和运动组小鼠[3]。给药后 3 小时，除正常组外，其余 3 组分别无负重游泳 30 分钟[水温（29 ± 1）℃，水深 40cm 左右]。连续游泳训练 20 天。第 21 天，各组动物进行力竭性游泳，记录游泳时间。力竭标准为动物下沉后 10 秒不露出水面。力竭小鼠休息 30 分钟后，乙醚麻醉，剖开胸腔，迅速取出心脏，用冰冷的生理盐水漂洗，除去血液，滤纸拭干，称重，放入小烧杯，加入匀浆介质，剪碎，组织匀浆器匀浆，在 0~4℃条件下用差速离心法提取线粒体[4]。线粒体蛋白含量用双缩脲法测定。超氧化物歧化酶（SOD）测定采用黄嘌呤氧化酶法，丙二醛（MDA）测定采用 TBA 比色法。试剂盒均购自南京建成生物工程研究所。

3. 统计学处理　用 SPSS 统计软件包进行统计处理，以 $\bar{X} \pm SD$ 表示数据，方差分析。

（二）结果

运动组小鼠心肌线粒体 SOD 活力显著低于正常组（$P < 0.01$），MDA 含量显著高于正常组（$P < 0.01$）。单味组和复方组小鼠心肌线粒体 SOD 活力高于运动组（$P < 0.05$ 或 $P < 0.01$），MDA 含量低于运动组（均 $P < 0.01$）。复方组小鼠心肌线粒体 SOD 活力高于单味组，MDA 含量低于单味组（均 $P < 0.01$）。复方组小鼠心肌线粒体 SOD 活力、MDA 含量与正常组比较，差异无显著性（均 $P > 0.05$）。见表 2-8。

表 2-8　各组小鼠心肌线粒体 SOD 活力、MDA 含量比较

组别	n	SOD(nU/ml)	MDA(nmol/ml)
正常组	15	340.63 ± 11.90 [△△]	6.71 ± 1.85 [△△]
运动组	13	201.63 ± 45.56	34.50 ± 8.16
单味组	12	233.83 ± 51.65 [△]	21.87 ± 6.65 [△△]
复方组	14	336.85 ± 81.53 [△△ **]	7.05 ± 1.65 [△△ **]

注：[△△] $P < 0.01$，[△] $P < 0.05$，运动组与正常组、单味组、复方组比较；[**] $P < 0.01$，[*] $P < 0.05$，复方组与正常组、单味组比较。

（三）讨论

本研究结果显示，运动组小鼠在力竭性游泳后心肌线粒体 SOD 活力降低，MDA 含量增高，自由基产生和清除的动态平衡失调，出现了过氧化损伤。单味组和复方组小鼠心肌线粒体 SOD 活力高于运动组，MDA 含量低于运动组；复方组小鼠心肌线粒体 SOD 活力高于单味组，MDA 含量低于单味组，提示单味螺旋藻和螺旋藻复方均能提高游泳训练小鼠心肌线粒体 SOD 活力，降低 MDA 含量，且螺旋藻复方的效果显著超过单味组螺旋藻。螺旋藻复方主要由螺旋藻、枸杞、黄芪、丹参等组成。现代药理研究表明，螺旋藻多糖能显著提高机体 SOD 等抗氧化酶的活力 [4]；枸杞有效成分枸杞多糖具有提高小鼠运动耐力及增强小鼠体内 SOD 等抗氧化酶活力的作用 [5]；黄芪有效成分黄芪皂苷具有抗犬心肌自由基损伤作用，能使冠状动脉结扎所造成的 SOD 活性降低逆转 [6]；丹参作为一种良好的外源性自由基清除剂，具有提高机体 SOD 等抗氧化酶活力和降低脂质过氧化物（LPO）含量等作用 [7]。螺旋藻复方对运动小鼠心肌线粒体过氧化损伤的保护作用超过单味螺旋藻。大量研究表明，氧自由基及其引发的脂质过氧化反应可以攻击细胞及线粒体等生物膜，造成离子、能量代谢紊乱，从而导致机体运动能力下降，产生运

动性疲劳。本研究结果提示,螺旋藻复方能提高运动小鼠心肌线粒体 SOD 活性,对运动小鼠心肌线粒体过氧化损伤的保护作用显著超过单味螺旋藻,故螺旋藻复方抗疲劳的作用明显超过单味螺旋藻。

(四)结论

1. 螺旋藻及其复方具有减轻运动小鼠心肌线粒体过氧化损伤的作用。

2. 螺旋藻复方对运动小鼠心肌线粒体过氧化损伤的保护作用超过单味螺旋藻。螺旋藻复方是一种天然、高效、无毒的自由基清除剂,极有开发前景。

参 考 文 献

[1] 陈存兰. 螺旋藻的药理及临床研究进展 [J]. 中药新药与临床药理,1997,8(4):237-238.

[2] 朱梅菊,高顺生,熊静宇,等. 螺旋藻及其复方对小鼠运动能力和体内自由基代谢影响的研究 [J]. 体育学刊,2000,28(6):40-41.

[3] Schnaitman C,Greenawalt JW. Enzymatic propreties of the inner and outer membrances of rat liver mitochondria[J]. Cell Biol,1968,38(1):158-175.

[4] 左绍远. 云南产螺旋藻多糖抗氧化抗疲劳作用的实验研究 [J]. 中国生化药物杂志,1995(6):255-258.

[5] 李国莉,黄元庆,杨卫东. 枸杞多糖对运动训练小鼠耐力及体内自由基防御体系的影响 [J]. 中国运动医学杂志,1998,17(1):56.

[6] 孙成文,钟国赣,战术,等. 黄芪皂甙抗犬心肌自由基损伤作用 [J]. 基础医学与临床,1996,16(1):71-73.

[7] 幸志强,曾旭初,易春涛,等. 丹参对冠心病患者血清脂质过氧化物及超氧化物歧化酶的影响 [J]. 中国中西医结合杂志,1996,16(5):287-289.

螺旋藻及其复方对运动小鼠免疫器官和T细胞亚群的影响[5]

研究表明,过度训练会引起机体免疫功能下降[1,2]。各种病原微生物可能会乘虚而入,引起机体各种亚临床和临床感染,制约了机体运动能力的发展。因此,寻找有效的方法防治过度训练引起的机体免疫功能下降,意义重大。螺旋藻复方是防治运动性疲劳的有效中药复方。为此,我们以小鼠游泳训练模型研究螺旋藻及其复方对运动小鼠免疫器官、T细胞亚群的影响,为螺旋藻复方的研制、开发提供实验依据。

(一)材料与方法

1. 实验动物　昆明种健康雄性小鼠60只,2月龄,体重(20±2.98)g,由广东医学院实验动物中心提供。

2. 螺旋藻及其复方的制备　单味螺旋藻制成每毫升含生药0.25g的螺旋藻水溶剂。螺旋藻复方由螺旋藻、黄芪、枸杞、淫羊藿、枳壳、丹参等组成,除螺旋藻外,其余药物以文火煎煮,取药汁,加入螺旋藻粉,制成每毫升含生药0.85g的螺旋藻复方药溶剂,将药液置4℃冰箱内保存备用。

3. 动物分组与处理　实验动物适应性喂养2天后,随机分为4组,即正常组、运动组、运动+单味螺旋藻组(简称单味组)、运动+复方螺旋藻组(简称复方组),每组15只,分别以单味螺旋藻2.5g/(kg·wt)、螺旋藻复方8.5g/(kg·wt)灌服单味组和复方组小鼠,以等体积蒸馏水灌服正常组和运动组小鼠。药物剂量换算参照文献[3]。除正常组外,其余组小鼠每天分别于给药后3小时进行无负重游泳,游泳时间:第1、2周每天30分

───────────────
5 相关内容参见:朱梅菊,李红.螺旋藻及其复方对运动小鼠免疫器官和T细胞亚群的影响[J].广州体育学院学报,2004,24(5):35-37.

钟,第 3 周每天 60 分钟,第 4 周每天 90 分钟[水温(29±1)℃,水深 40cm 左右]。第 29 天,各组动物进行力竭性游泳,记录游泳时间。力竭标准为动物下沉后 10 秒不露出水面。力竭小鼠休息后进行乙醚麻醉,心脏采血,肝素抗凝,同时分离出胸腺和脾。

4. 指标检测

(1)脾指数和胸腺指数的测定:分别采用称重法,测量仪器为 JA3003 型精密天平。具体方法:称量小鼠体重(g)后处死小鼠,取出并称量脾(mg)、胸腺(mg),分别计算脾指数和胸腺指数。脾指数 = 脾重 / 体重(mg/g),胸腺指数 = 胸腺重 / 体重(mg/g)。

(2)T 淋巴细胞亚群的测定:取 25μl 肝素抗凝血,分别加入异硫氰酸荧光素(FITC)标记的抗小鼠 CD4 或 CD8McAb 33μl (pH7.2 的 PBS 对倍稀释),混匀,室温孵育 30 分钟,加入 750μl 双蒸水于抗凝血中溶血,混匀后再加入 750μl pH7.2 的 PBS 稀释血液,用流式细胞仪检测小鼠外周血 CD_4^+T、CD_8^+T 淋巴细胞的百分率(各检测 5 000 个细胞)。测定结果采用 Cell Quest 功能软件进行参数获取和数据分析。

5. 统计学分析　用 SPSS11.0 for windows 统计软件进行数据处理,计算各项指标均值($\bar{X}±S$),用方差分析法分析各组各项指标均值有无统计学差异。

(二)结果

1. 螺旋藻及其复方对小鼠胸腺指数、脾指数的影响　运动组小鼠胸腺指数、脾指数低于正常组和复方组($P < 0.01$),运动组小鼠脾指数低于单味组($P < 0.05$)。单味组小鼠脾指数低于正常组和复方组,均 $P < 0.05$;复方组小鼠脾指数与正常组比较,差异无显著性,$P > 0.05$。单味组、正常组和复方组小鼠胸腺指数差异无显著性,均 $P > 0.05$。见表 2-9。提示螺旋藻及其复方能保护长时间大负荷游泳训练小鼠免疫器官，且复方的作用超过单味螺旋藻。

表2-9　螺旋藻及其复方对小鼠胸腺指数、脾指数的影响（$\overline{X} \pm S$, mg/g）

组别	n	胸腺指数	脾指数
正常组	11	5.12 ± 1.31[***]	15.68 ± 6.81[***△]
运动组	10	4.10 ± 1.27	10.23 ± 4.51
单味组	13	4.61 ± 1.43	13.13 ± 3.68[*]
复方组	12	5.67 ± 1.83[*]	15.78 ± 5.12[***△]

注：[***]$P < 0.01$，[*]$P < 0.05$，与运动组比较；[△△]$P < 0.01$，[△]$P < 0.05$，与单味组比较。

2. 螺旋藻及其复方对小鼠外周血 T 淋巴细胞亚群的影响　运动组小鼠外周血 CD_4^+T 百分比、CD_4^+/CD_8^+T 值分别低于其余 3 组，$P < 0.05$ 或 $P < 0.01$。单味组小鼠外周血 CD_4^+T 百分比、CD_4^+/CD_8^+T 值分别低于正常组和复方组，$P < 0.05$ 或 $P < 0.01$。复方组小鼠外周血 CD_4^+T 百分比、CD_4^+/CD_8^+T 值、CD_4^+T 百分比与正常组比较，差异无显著性，均 $P > 0.05$。见表 2-10。提示长时间大负荷游泳训练能降低小鼠外周血 CD_4^+T 百分比、CD_4^+/CD_8^+T 值，从而抑制小鼠 T 细胞免疫功能，而螺旋藻及其复方能提高运动小鼠外周 CD_4^+T 百分比、CD_4^+/CD_8^+T 值，从而具有抵抗长时间大负荷游泳训练对 T 淋巴细胞免疫功能的抑制作用。

（三）讨论

胸腺和脾属于机体免疫器官，在 T 细胞发育、成熟和 T、B 细胞发挥免疫监控过程中发挥重要作用。研究表明，过量运动会损伤机体免疫器官，导致脾和胸腺重量降低，并发生结构的

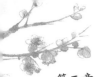

表2-10　螺旋藻及其复方对小鼠外周血T细胞
亚群的影响($\overline{X} \pm S$)

组别	n	$CD_4^+T(\%)$	$CD_8^+T(\%)$	CD_4^+/CD_8^+
正常组	11	45.18 ± 1.63[***△△]	17.89 ± 1.89	2.52 ± 0.18[***△]
运动组	10	24.98 ± 2.13	16.78 ± 2.13	1.48 ± 0.21
单味组	13	35.13 ± 1.93[*]	17.91 ± 2.13	1.96 ± 0.36[*]
复方组	12	43.61 ± 1.08[***△]	15.63 ± 1.63	2.78 ± 0.43[***△]

注：[***]$P < 0.01$，[*]$P < 0.05$，与运动组比较；[△△]$P < 0.01$，[△]$P < 0.05$，与单味组比较。

变化，使器官的免疫反应降低[4-6]。本研究结果亦提示，长时间大负荷训练会降低胸腺、脾的重量，使胸腺指数和脾指数降低，而螺旋藻及其复方可抵抗长时间大负荷训练引起的机体免疫器官的损伤。T淋巴细胞按表型不同分为CD_4^+、CD_8^+两大亚群，根据分泌细胞因子的不同又分为Ⅰ型T细胞（Th1和Tc1）和Ⅱ型T细胞（Th2和Tc2））两大亚群。研究表明，过量运动会导致外周血CD_4^+T百分比、CD_4^+/CD_8^+T值和Ⅰ型T细胞百分比降低[1,2]，从而抑制机体的细胞免疫反应。本研究结果亦提示，长时间大负荷训练会降低机体外周血CD_4^+T百分比、CD_4^+/CD_8^+T值，而对CD_8^+T百分比影响不大，可能与过量运动引起血浆皮质醇和细胞因子白细胞介素-6（IL-6）的升高，从而刺激CD_4^+细胞等有关。又，本研究结果显示，复方组和单味组小鼠外周CD_4^+T百分比、CD_4^+/CD_8^+T值分别明显高于运动组，表明螺旋藻及其复方能提高长时间大负荷训练小鼠T淋巴细胞免疫功能。

螺旋藻复方是我们按照中医理论，根据大强度训练导致慢性运动性疲劳机体所表现的症状、体征，结合中药的现代药理研究成果而拟定的中药复方。该方的主要功效是益气养血活血,由螺旋藻、黄芪、枸杞、丹参、牛膝等组成,取螺旋藻、黄芪、枸杞益气养血为主药,丹参、牛膝活血化瘀、强筋骨为辅药。现代药理研究结果表明,这些药物对人体免疫功能均有作用。螺旋藻富集人体所需的各种营养成分和生理活性物质,含有丰富的天然色素、叶绿素、β-胡萝卜素、藻兰蛋白,以及大量的矿物质元素、不饱和脂肪酸、多种维生素等,能显著提高免疫功能低下机体的体液免疫和细胞免疫功能[7],其中硒多糖能提高运动小鼠胸腺指数和脾指数,显著刺激小鼠淋巴细胞增殖,提高自然杀伤细胞(NK 细胞)的杀伤率[8]。黄芪对人体免疫功能的影响人所共知,以黄芪为主药组成黄芪增免散能显著提高癌症患者 T 淋巴细胞数量及 CD_4^+/CD_8^+T 值[9]。枸杞的免疫药理学已成为研究热点,枸杞提取物特别是枸杞多糖,对增强机体免疫系统有很强的生理活性[10]。近年研究结果表明,某些活血化瘀药对人体的免疫系统亦有明显作用,如丹参提取物 F 能明显提高致敏小鼠细胞免疫功能[11],牛膝水煎剂可增强小鼠体液免疫功能[12],牛膝多糖能提高免疫低下小鼠外周血中 NK 细胞和肿瘤坏死因子(TNF)的活性,并促进正常小鼠外周血中 NK 细胞及TNF 活性的增强[13]。因此,诸药合用能显著提高长时间大负荷游泳训练小鼠外周血 CD_4^+/CD_8^+ 比值,保护其免疫器官,且复方的作用超过单味螺旋藻。

(四)结论

螺旋藻及其复方具有保护长时间大负荷游泳训练小鼠免疫器官,提高其 T 细胞免疫功能的作用,且复方的作用超过单味螺旋藻。

参 考 文 献

[1] Matsuo H, Shinomiya N, Suzuki S. Hyperbaric stress during saturation diving induces lymphocyte subset changes and heat shock protein

expression[J]. Undersea Hyperb Med, 2000, 27(1): 37-41.

[2] Steensberg A, Toft AD, Bruunsgaard H, et al. Strenuous exercise decreases the percentage of type 1 T cells in the circulation[J]. J Appl Physiol, 2001, 91(4): 1708-1712.

[3] 贺石林. 中医科研设计与统计方法 [M]. 长沙: 湖南科学技术出版社, 1989: 55-56.

[4] Tkachuk MG. Changes in the structural components of the thymusgland with different degrees of adaptation of the body to physical loads[J]. Arkh Anat Gistol Embriol, 1984, 86(5): 80-84.

[5] Baldwin DR, Wilcox ZC, Baylosis RC. Impact of differential housing on humoral immunity following exposure to an acute stressor in rats[J]. Physiol Behav, 1995, 57(4): 649-653.

[6] Gruzdeva ON, Chikhman VN. The structure of the white pulp of the spleen and the peripheral blood indices in rats under increasedmuscle activity[J]. Morfologiia, 1999, 116(6): 65-68.

[7] 将中仁, 刘沛玉, 欧世平, 等. 三康螺旋藻对小鼠免疫功能的影响 [J]. 卫生毒理学杂志, 2000, 74(3): 151.

[8] 胡群宝, 郭宝江. 螺旋藻硒多糖对小鼠免疫功能的影响 [J]. 中国海洋药物, 2001, 20(5): 18-20.

[9] 杜华贞, 高新平, 赵卫星, 等. 黄芪增免散对围手术期食管癌患者免疫功能的影响[J]. 中国中西医结合脾胃杂志, 1998, 6(3): 136-138.

[10] 聂继红. 枸杞子免疫功能研究进展 [J]. 新疆中医药, 2002, 20(5): 66-68.

[11] 曲莉, 王丹, 杨晓临. 丹参提取物 F 对幽门螺杆菌致敏小鼠的免疫调理作用研究 [J]. 微生物学杂志, 2000, 20(2): 26-27, 38.

[12] 付嘉, 熊斌, 陈志, 等. 牛膝对小鼠体液免疫功能的影响 [J]. 黑龙江医药科学, 2000, 23(1): 3.

[13] 邵树军, 刘彩玉, 刘雄伯, 等. 牛膝多糖对小鼠免疫功能影响的研究 [J]. 肿瘤防治杂志, 2002, 9(1): 57-58.

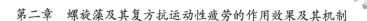

螺旋藻复方合剂对递增负荷游泳小鼠心肌、骨骼肌的保护作用和热激蛋白70表达的关系

热激蛋白（heat shock protein，HSP）在细胞生长、发育、分化、基因转录调节、蛋白质合成、折叠、运输、分解、细胞骨架的功能、膜功能等方面发挥重要的作用。HSP的表达能增强机体对应激源的耐受能力，并证明热激蛋白的这种作用主要与HSP70有关[1,2]。由于大强度或长时间运动能引起生物体细胞产生应激反应，因而运动与HSP的关系近年来受到了运动科学领域许多学者的广泛重视。目前，国内此方面的研究报道尚少。螺旋藻复方是我们防治运动性疲劳的有效中药复方。为此，本研究旨在进一步观察该方对运动小鼠组织器官的保护作用及对HSP70表达的影响，为运动性疲劳的防治提供新的思路。

（一）材料与方法

1. 实验动物　昆明种健康雄性小鼠75只，2月龄，体重（20.13±2.68）g，由广东医学院实验动物中心提供。

2. 螺旋藻复方合剂的制备　螺旋藻复方由螺旋藻、黄芪、枸杞、丹参等组成，除螺旋藻外，其余药物以文火煎煮，取药汁，加入螺旋藻粉，过滤、浓缩，制成每毫升含生药0.85g的螺旋藻复方煎剂浓缩液，浓缩液再过滤，将滤液加入等量酒精沉淀36小时，过滤，滤液回收酒精。所得药液加入0.2%苯甲酸防腐，搅匀，过滤，灌装，每支10ml，灭菌，即得。

3. 动物分组与处理　实验动物适应性喂养2天后，随机分为5组，即正常组（N组）、适宜运动组（M组）、适宜运动＋螺旋藻复方组（MS组）、递增大负荷运动组（F组）、递增大负荷运动＋螺旋藻复方组（FS组），每组15只。以螺旋藻复方合剂8.5g/（kg·wt）分别灌服MS组和FS组小鼠；以等体积蒸馏水分

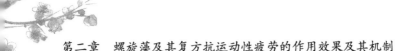

别灌服其余各组小鼠。药物剂量换算参照文献[3]。除正常组外，其余各组小鼠每天分别于灌胃后 3 小时进行无负重游泳。其中，M 组和 MS 组小鼠游泳时间是每天 30 分钟，连续 6 天，休息 1 天，共 28 天；F 组和 FS 组小鼠游泳时间是第 1、2 周每天 30 分钟，第 3 周每天 60 分钟，第 4 周每天 90 分钟，每周连续游泳 7 天，不休息，共 28 天。水温均为（29±1）℃，水深 40cm 左右。第 29 天，各组动物进行乙醚麻醉，分离出心肌、股四头肌和肝组织，进行免疫组化检测和形态学观察。

4. HSP70 的免疫组化检测　　免疫组化染色步骤按试剂盒说明书进行，用 PBS 代替一抗作阴性对照。在光镜下观察 HSP70 标记阳性切片，每例切片选 5 个高倍视野（每个视野记数 100 个细胞），根据养色张度和阳性细胞数进行积分[4]。按着色强度评分：无着色（-）为 0 分；淡棕黄色（+）为 1 分；棕黄色（++）为 2 分；棕褐色（+++）为 3 分。按阳性细胞数评分：无着色细胞为 0 分；阳性细胞数 < 30% 为 1 分；30%~60% 为 2 分；> 60% 为 3 分。以积分数作为阳性细胞表达的相对数量。

5. 光、电镜样品的制备　　将检测组织置于 10% 甲醛溶液（福尔马林）中固定 24 小时后，常规石蜡包埋，切片，HE 染色后，用光学显微镜观察。将病变组织按常规进行戊二醛铑酸双固定，国产 618 树脂包埋，2KBV 型切片机超薄切片，铀铅双染色，日立 H-600 Ⅳ型透射电镜观察。

6. 统计学处理　　多组计量资料比较采用方差分析，用 SPSS10.0 for Windows 统计软件包完成。

（二）结果

1. 螺旋藻复方合剂对过量负荷运动小鼠肝、心肌和骨骼肌的形态学影响　　光镜下 F 组小鼠肝细胞、心肌和骨骼肌细胞出现了不同程度的水肿、变性和坏死，心肌和骨骼肌肌原纤维断裂等（文末彩图 1、彩图 2）。而 FS 组小鼠肝细胞、心肌和骨骨骼肌细胞形态结构基本正常,心肌和骨骼肌肌原纤维断裂少见(文末彩图 3、彩图 4)。电镜下、F 组小鼠心肌和骨骼肌病变程度明显重于肝脏,出现了肌原纤维断裂、细胞肿胀、线粒体肿胀、空泡样变和细胞核核质溶解、核固缩等(图 2-9,图 2-10)。而 FS 组小鼠心肌和骨骼肌病变程度轻于 F 组小鼠(图 2-11,图 2-12)。MS 组小鼠肝细胞、心肌和骨骼肌细胞形态结构正常,而 M 组小鼠肝细胞、心肌和骨骼肌细胞形态结构基本正常。提示螺旋藻复方能抵抗递增大负荷运动引起的组织细胞损伤。

2. 各组小鼠肝细胞、心肌和骨骼肌细胞的 HSP70 表达变化　HSP70 免疫反应阳性物质为棕黄色颗粒,位于细胞核及细胞质内。运动各组小鼠肝细胞、心肌和骨骼肌细胞 HSP70 表达数量积分和表达强度积分均高于正常组(均 $P < 0.01$),MS 组小鼠肝细胞、心肌和骨骼肌细胞 HSP70 表达数量积分与表达强度积分高于 M 组($P < 0.01$ 或 $P < 0.05$),但与 FS 组比较,差异无显著性,均 $P > 0.05$。F 组小鼠肝细胞、心肌和骨骼肌细

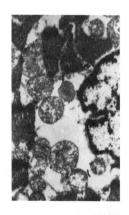

图 2-9　F 组小鼠心肌细胞肿胀、线粒体肿胀,细胞核核质溶解,肌原纤维断裂　×8000

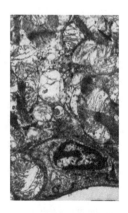

图 2-10　F 组小鼠骨骼肌细胞肿胀、线粒体肿胀、空泡样变、细胞核固缩,可见凋亡小体,肌原纤维断裂　×8000

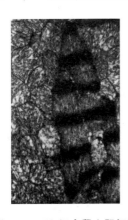

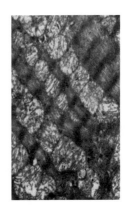

图 2-11　FS 组小鼠心肌细胞病变程度明显减轻, 肌原纤维断裂少见　×8000

图 2-12　FS 组小鼠骨骼肌细胞病变程度明显减轻, 肌原纤维断裂少见　×8000

胞 HSP70 表达数量积分和表达强度积分均高于其他运动组, $P < 0.05$ 或 $P < 0.01$, 见表 2-11。

(三)讨论

本项研究结果显示, 过量负荷可导致机体心、肝和骨骼肌等组织的损伤, 尤以心和骨骼肌组织损伤明显, 这主要是由于长时间大强度运动导致心、肝和骨骼肌等组织缺血、缺氧, 自由基增加导致氧化损伤和细胞内 Ca^{2+} 的过度负荷所致[5,6]。又, 本研究结果表明, 螺旋藻复方能抵抗过量负荷引起的肝、心肌和骨骼肌组织损伤。螺旋藻复方由螺旋藻、黄芪、枸杞、丹参等组成。现代药理研究结果表明, 螺旋藻能使力竭运动后肝、心肌和骨骼肌线粒体自由基生成减少, 抗氧化酶活性增强, 并对过量负荷引起的有氧代谢酶类活性降低有一定的改善作用, 从而具有一定的减轻肝、心肌和骨骼肌组织损伤的作用[7~9]。黄芪具有正性肌力作用, 能保护缺氧和感染病毒的心肌, 并能改善心肌细胞的异常电活动[10], 其有效成分黄芪皂苷具有减轻实验性缺氧复氧对培养的心肌细胞损伤的作用[11]。枸杞有效成

表2-11 各组小鼠肝细胞、心肌和骨骼肌细胞的 HSP70表达比较($\bar{x} \pm SD$)

组别	肝细胞 HSP70		心肌细胞 HSP70		骨骼肌细胞 HSP70	
	表达数量积分	表达强度积分	表达数量积分	表达强度积分	表达数量积分	表达强度积分
N组	0.89±0.23	1.10±0.41	0.90±0.34	1.30±0.59	0.93±0.45	1.09±0.41
M组	2.13±0.65^△△□□	1.93±0.65^△△	2.08±0.71^△△□□	1.92±0.73^△△□□	2.15±0.78^△△□□	1.89±0.65^△△□□
MS组	2.97±0.71^△△※□	2.61±0.43^△△※□	2.96±0.41^△△※□	2.57±0.65^△△※□	3.10±0.65^△△※※□	2.63±0.41^△△※□
F组	3.61±0.87^△△	3.21±0.67^△△	3.72±0.91^△△	3.41±0.87^△△	3.59±0.78^△△	3.23±0.87^△△
FS组	2.99±0.61^△△□	2.53±0.61^△△	3.01±0.61^△△□	2.81±0.67^△△□	2.98±0.71^△△□	2.78±0.61^△△□

注：^△△$P<0.01$，与N组比较；*$P<0.05$，***$P<0.01$，M组与MS组比较；□$P<0.05$，□□$P<0.01$，与F组比较。

分枸杞多糖对体外培养的心肌细胞自由基损伤有保护作用[12]，并能提高递增大负荷运动后骨骼肌线粒体 SDH 活性，改善骨骼肌线粒体肿胀、变性等[13]。丹参可通过显著抑制心肌细胞坏死性损伤及心肌细胞凋亡的发生，保护缺血再灌注的心肌细胞[14]。因此，以上述诸药为主组成的中药复方能表现出明显的抵抗过量负荷导致的组织细胞损伤。

　　研究表明，HSP70 的表达能够对应激状态下的细胞产生保护作用。HSP 的细胞保护作用可能是恢复和维持抗氧化酶的功能，同时修复其他在应激状态时被破坏的功能蛋白的结构，从而稳定细胞的结构，使细胞维持正常的生理功能[1]。诸多研究表明，运动形成的生理刺激足以引起生物体各细胞 HSP 的表达，且与运动强度、环境温度、局部缺血、相对缺氧等因素有关[15]。本项研究结果显示，运动各组的 HSP70 被强烈诱导表达，这主要是由于运动引起的体温升高，氧化应激、葡萄糖减少，能量消耗，血液 pH 下降等应激因素诱导了 HSP70 的大量合成。而递增大负荷运动组 HSP70 的表达量更大，这可能与长时间递增大负荷运动导致机体缺血、缺氧及氧化损伤的程度显著增加等有关。适量运动 + 复方组 HSP70 表达量明显高于适量运动组，提示螺旋藻复方可明显提高适量运动机体 HSP70 蛋白表达。递增大负荷运动 + 复方组 HSP70 表达低于递增大负荷运动组，是由于诱导生物体各细胞 HSP 表达的因素较多，如前所述，机体缺血、缺氧及氧化损伤将导致 HSP70 的表达量显著增加，而递增大负荷运动组小鼠缺血、缺氧及氧化损伤的程度显著高于递增大负荷运动 + 复方组。递增大负荷运动 + 复方组 HSP70 表达低于递增大负荷运动组，亦提示用药机体在长时间大强度运动应激时反应激烈程度有所减轻，机体对长时间大强度运动的耐受能力提高，并初步显示螺旋藻复方可通过诱导心、肝和骨骼肌细胞内源性保护物质 HSP70 表达而发挥保护效应。

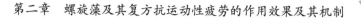

（四）结论

螺旋藻复方能抵抗递增大负荷运动导致的组织细胞损伤，其分子机制与该方提高运动诱导 HSP70 表达水平有关。

参 考 文 献

[1] Schlesinger MJ. How the cell copes with stress and the function of heat shock proteins[J]. Pediatr Res, 1994, 36（1 Pt 1）: 1-6.

[2] N Maulik, RM Engelman, Z Wei, et al. Interleukin-1α preconditioning reduces myocardial ischemia reperfusion injury[J]. Circulation, 1993, 88（5 Pt 2）: II387-394.

[3] 贺石林. 中医科研设计与统计方法 [M]. 长沙: 湖南科学技术出版社, 1989, 55-56.

[4] 段义民, 李兆申, 万维琴, 等. 应激状态下胃粘膜组织内皮素 1 水平及其免疫组化研究 [J]. 解放军医学杂志, 2002, 27（8）: 677-679.

[5] 黄明, 丁同英, 张晓玲, 等. 跑台运动与负重游泳致大鼠力竭性疲劳时心肌骨骼肌组织学变化特征观察 [J]. 成都体育学院学报, 1996, 22（4）: 80-83.

[6] 田野, 杨锡让. 细胞 Ca^{2+} 与运动性骨骼肌纤维损伤 [J]. 中国运动医学杂志, 1992, 11（1）: 44-48.

[7] 庞辉, 陈维平, 李倩茗, 等. 螺旋藻对运动大鼠心肌组织化学影响的研究 [J]. 广西医学, 1997, 19（4）: 563-564.

[8] 黄立新, 吕小川, 杨斌, 等. 螺旋藻对大鼠运动性骨骼肌损伤保护作用的研究 [J]. 体育科学, 2000, 20（2）: 58-59.

[9] 朱梅菊, 高顺生, 熊静宇, 等. 螺旋藻及其复方对小鼠运动能力和体内自由基代谢影响的研究 [J]. 体育学刊, 2000, 6: 40-41, 45.

[10] 陆曙, 张寄南. 黄芪的心血管药理作用研究进展 [J]. 中草药, 1998, 29（1）: 59-61.

[11] 张天一, 李靖, 顾君一, 等. 黄芪皂甙对培养心肌细胞缺氧复氧损

伤保护作用的电镜观察 [J]. 临床与实验病理学杂志, 1997, 13(4): 57-59.

[12] 杨建军, 胡淑婷, 张焱, 等. 枸杞多糖对培养心肌细胞自由基损伤的超微结构影响 [J]. 中国中医基础医学杂志, 2001, 7(1): 37-39.

[13] 高天顺, 胡庆和, 谢锦玉, 等. 枸杞多糖对运动性骨骼肌疲劳恢复的细胞定量化学分析 [J]. 宁夏医学院学报, 1994, 16(2): 101-105.

[14] 张淑英, 陈辉, 邵小松, 等. 丹参注射液对兔缺血再灌注心肌损伤中细胞凋亡的影响 [J]. 江苏医药, 2003, 29(8): 585-586.

[15] MA Febbraio, I Koukoulas. HSP72 gene expression progressively increases in human skeletal muscle during prolonged, exhaustive exercise[J]. J Appl Physiol, 2000, 89(3): 1055-1060.

螺旋藻复方各有效成分部位及其组方对递增负荷运动小鼠力竭游泳时间的影响

螺旋藻复方是抗运动性疲劳的有效中药复方, 其作用与其抗氧自由基损伤、抵抗大负荷引起的红细胞损伤和提高运动诱导的 HSP70 表达水平等有关 [1, 2]。为探讨该方中到底有哪些成分发挥作用, 以及这些有效成分部位如何配伍才可发挥较好的疗效, 我们采用小鼠游泳模型, 对其进行了研究。

（一）实验材料

1. 药物　螺旋藻复方由螺旋藻、枸杞、黄芪、丹参、青皮等组成。除螺旋藻外, 上述药物一次性购齐, 各药按比例混合, 提取各类有效成分部位, 共提取了总多糖、总生物碱、总苷元、总苷、蛋白质、氨基酸和挥发油 7 类有效成分部位。

2. 动物　昆明种小鼠, SPF 级, 由广东医学院实验动物中心提供。

（二）实验方法与结果

1. 各类有效成分部位半数致死量（ LD_{50} ）的测定　昆明种

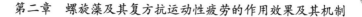

小鼠,雌雄各半,体重 18~22g,按序贯法测定 LD_{50},各有效成分部位以 20~30 只小鼠进行实验。结果表明,总多糖的 LD_{50} 为生药 48.17g/kg 体重;总生物碱的 LD_{50} 为生药 14.28g/kg 体重;总苷的 LD_{50} 为生药 42.26g/kg 体重;总挥发油的 LD_{50} 为 6.25g/kg,其他 3 类有效成分部位的 LD_{50} 不能测出。总苷元在剂量为生药 76.24g/kg 体重时出现毒性反应,在最大剂量生药 86.25g/kg 体重时出现严重毒性反应,但不死亡;蛋白质和氨基酸类均在最大剂量生药 127.25g/kg 体重时无任何毒性反应出现。由此确定各类有效成分部位小鼠实验用剂量为:可测出 LD_{50} 的有效成分部位实验用剂量取 LD_{50} 的 1/5,即总多糖为生药 9.63g/kg 体重,总生物碱为生药 2.86g/kg 体重,总苷为生药 8.45g/kg 体重,总挥发油为生药 1.25g/kg 体重;不能测出 LD_{50} 的各有效成分部位均取最大剂量的 1/3 作为实验用剂量,即总苷元为生药 28.75g/kg 体重,蛋白质为生药 42.42g/kg 体重,氨基酸为生药 42.42g/kg 体重。灌胃给药。

2. 各类有效成分部位对递增负荷运动小鼠力竭游泳时间的影响　昆明种小鼠,体重 23~24g,雄性,随机分为蒸馏水对照组、总多糖组、总生物碱组、总苷组、总苷元组、蛋白质组、氨基酸组、总挥发油组,每组各 12 只,除蒸馏水对照组灌胃等量蒸馏水外,其余各组均分别灌胃药物,剂量见表 2-12。各组小鼠每天分别于灌胃后 3 小时进行无负重游泳。小鼠游泳时间:第 1、2 周每天 30 分钟,第 3 周每天 60 分钟,第 4 周每天 90 分钟,每周连续游泳 7 天,不休息,共 28 天。水温均为（29±1）℃,水深 40cm 左右。每天记录小鼠的一般情况。第 29 天,各组动物进行力竭游泳。力竭标准为动物下沉 10 秒不露出水面[1]。总多糖组、总生物碱组、总苷组、总苷元组和总挥发油组力竭游泳时间均较蒸馏水组明显延长（均 $P < 0.05$）,而蛋白质组和氨基酸组力竭游泳时间虽较蒸馏水组延长,但差异无显著性意义（均 $P > 0.05$）,表明总多糖、总生物碱、总苷、总苷元、总挥发油为该方抗运动性疲劳的主要有效成分部位,见表2-12。

表2-12　各有效成分部位对小鼠力竭游泳时间的影响(($\overline{X} \pm S$, min))

组别	n	剂量(生药 g/kg)	力竭游泳时间(min)
蒸馏水	12	–	141.25 ± 12.23
总多糖	12	9.63	$216.12 \pm 13.24^{\triangle\triangle}$
总生物碱	12	2.86	$172.65 \pm 11.23^{\triangle\triangle}$
总苷	12	8.45	$156.57 \pm 15.32^{\triangle\triangle}$
总苷元	12	28.75	$165.23 \pm 14.12^{\triangle\triangle}$
蛋白质	12	42.42	145.23 ± 16.03
氨基酸	12	42.42	148.23 ± 12.36
总挥发油	12	1.25	$156.63 \pm 12.63^{\triangle\triangle}$

注:$^{\triangle\triangle}P < 0.01$ 与蒸馏水组比较(t检验)。

3. 有效成分部位之间交互作用的分析　以上实验虽表明7类有效成分部位中蛋白质和氨基酸类无明显的抗小鼠运动性疲劳作用,但它们与其他有效成分部位之间可能有交互作用。为此,采用L4(2^3)正交实验进行交互作用分析。各有效成分部位所取剂量水平见表2-13。按L4(2^3)正交设计表安排实验,见表2-13。昆明种小鼠,雄性,体重24~25g,随机分为处方1组、处方2组、处方3组、处方4组和蒸馏水对照组,每组10只,各处方组按表2-12和表2-13方案灌胃给药,蒸馏水组灌胃等体积蒸馏水。各组小鼠每天分别于灌胃后3小时进行无负重游泳。小鼠游泳时间:第1、2周每天30分钟,第3周每天60分钟,第4周每天90分钟,每周连续游泳7天,不休息,共28天。水温均为(29±1)℃,水深40cm左右。每天记录小鼠的一般情况。第29天,各组动物进行力竭游泳,力竭标准同前。处方

1~4 组力竭游泳时间较蒸馏水组均显著延长（均 $P < 0.01$）。按 L4(2^3）正交实验方差分析法分析，蛋白质和氨基酸取水平 1 和水平 2，差异均无显著性意义（$P > 0.05$）。表明蛋白质和氨基酸类与其他 5 类有效成分部位之间无交互作用，蛋白质和氨基酸两者之间也无交互作用，结果见表 2-13 和表 2-14。

表 2-13　各有效成分部位交互作用分析的因子和剂量水平

水平	因子（生药 g/kg）		
	基础因子	蛋白质	氨基酸
1	多糖 4.82　生物碱 1.43　总苷 4.23 苷元 14.38　挥发油 0.63	21.21	21.21
2	同水平 1	0	0

表 2-14　L4(2^3）正交实验表及结果（min, $\overline{X} \pm S$, $n=10$）

处方号	因子			处方组成	力竭游泳时间
	1（蛋白质）	2（氨基酸）	3（蛋白质 + 氨基酸）		
1	1	1	1	基础因子 + 蛋白质 + 氨基酸	218.32 ± 23.12
2	1	2	2	基础因子 + 蛋白质	224.23 ± 31.12
3	2	1	2	基础因子 + 氨基酸	205.54 ± 25.63
4	2	2	1	基础因子	216.56 ± 26.32
ΣI	4 425.50	4 238.60	4 348.80		蒸馏水组
ΣII	4 221.00	4 407.90	4 297.70		148.63 ± 23.23
R	204.50	169.30	51.1		

4. 各有效成分部位不同剂量的组合实验　由以上可知，螺旋藻复方中具有明显的抗小鼠运动性疲劳作用的有效成分部位为总多糖、总生物碱、总苷元、总苷和总挥发油。为此，采用 L9(3^4) 正交实验对此 5 类有效成分部位的剂量组合进行分析。按表 2-14 方案取不同剂量水平。按 L9(3^4) 正交表安排实验。27~28g 昆明种小鼠，雄性，随机分为处方 1~9 组实验，每组 10 只。均灌胃各处方药物。各组小鼠每天分别于灌胃后 3 小时进行无负重游泳。小鼠游泳时间：第 1、2 周每天 30 分钟，第 3 周每天 60 分钟，第 4 周每天 90 分钟，每周连续游泳 7 天，不休息，共 28 天。水温均为 (29 ± 1)℃，水深 40cm 左右。每天记录小鼠的一般情况。第 29 天，各组动物进行力竭游泳，力竭标准同前。由表 2-15 可知，该 5 类有效成分部位所取的水平应为总多糖取水平 1，总生物碱取水平 2，总苷元取水平 3，总苷取水平 3，总挥发油取水平 3。即该 5 类有效成分部位抗小鼠运动性疲劳的有效组方为总多糖相当于生药 2.14g/kg 体重，总生物碱相当于生药 1.43g/kg 体重，总苷元相当于生药 28.75g/kg 体重，总苷相当于生药 8.45g/kg 体重，总挥发油相当于生药 1.25g/kg 体重。见表 2-16。

表 2-15　各类有效成分部位的剂量水平（生药 g/kg）

水平	因子				
	A（多糖）	B（生物碱）	C（苷元）	D（总苷 + 挥发油）	
1	2.14	0.72	7.19	2.14	0.37
2	4.82	1.43	14.38	4.28	0.63
3	9.63	2.86	28.75	8.45	1.25

表2-16　各有效成分部位L9(3^4)正交实验方案及结果（n=10）

因子				处方组成及剂量（生药 g/kg）					力竭游泳时间（min）
1	2	3	4	多糖	生物碱	苷元	总苷	挥发油	
A	B	C	D						
1	1	1	1	2.14	0.72	7.19	2.14	0.37	232.15 ± 21.40
1	2	2	2	2.41	1.43	14.38	4.28	0.63	245.12 ± 20.65
1	3	3	3	2.41	2.86	28.75	8.45	1.25	265.65 ± 32.35
2	1	2	3	4.82	0.72	14.38	8.45	1.25	205.12 ± 32.12
2	2	3	1	4.82	1.43	28.75	2.14	0.37	251.45 ± 20.12
2	3	1	2	4.82	2.86	7.19	4.28	0.63	235.23 ± 18.12
3	1	3	2	9.63	0.72	28.75	4.28	0.63	239.78 ± 36.21
3	2	1	3	9.63	1.43	7.19	8.45	1.25	258.01 ± 26.56
3	3	2	1	9.63	2.86	14.38	2.14	0.37	215.12 ± 22.13
ΣI	7429.2	6770.5	7253.9	6987.2					
ΣII	6918	7545.8	6653.6	7201.3					
ΣIII	7129.1	7160	7568.8	7287.8					

注：直观分析法。

（三）讨论

小鼠游泳模型是研究运动性疲劳常用的模型之一。多年来，我们运用此模型进行了有关运动性疲劳的发生机制及有关中药抗运动性疲劳的效果评价研究[1-5]，表明用此种递增负荷造成的模型，小鼠死亡的数目大大减少，而且4周以后模型组小鼠食欲大大降低、体重负增长、活动减少、皮毛松散等慢性运动性疲劳的体征日趋明显，力竭游泳时间显著降低。因此，用此法造成的小鼠慢性运动性疲劳模型是成功的，对于筛选抗运动性疲劳作用的有效药物是可行的。螺旋藻复方是用于抗运动性疲劳的有效中药复方，主要由螺旋藻、枸杞、黄芪、丹参、青皮等组成。通过对上述药物化学成分的文献研究发现，总多糖、总生物碱、总苷元、总苷、挥发油、蛋白质和氨基酸是该复方的主要有效成分，为此，我们对这7种主要有效成分进行了提取与分离。本研究发现，在由螺旋藻复方提取的7类有效成分部位中，总多糖、总生物碱、总苷元、总苷和挥发油可明显延长小鼠游泳模型的力竭游泳时间，延缓慢性运动性疲劳的发生，表明此5类有效成分部位具有抗小鼠运动性疲劳的作用。蛋白质和氨基酸两类有效成分部位单独应用虽有延长小鼠游泳模型的力竭游泳时间的趋势，但无统计学意义，而且两者与其他5类有效成分部位之间亦无交互作用，两者之间也无交互作用。由此表明，在螺旋藻复方的7类主要有效成分部位中，蛋白质和氨基酸不是抗运动性疲劳的主要有效成分部位。本实验为螺旋藻复方中各类有效成分部位抗运动性疲劳的作用提供了实验依据。由于在运动性疲劳的发生过程中，多种复杂机制参与了慢性运动性疲劳的发生发展过程，因此，其有效成分部位作用的具体环节还有待进一步阐明。

参 考 文 献

[1] 朱梅菊,屈菊兰,李红. 螺旋藻及其复方对运动小鼠红细胞形态及自由基代谢的影响[J]. 中国运动医学杂志,2003,22(5):506-508.

[2] 朱梅菊,高顺生,李红. 螺旋藻复方合剂对运动小鼠肝细胞、心肌和骨骼肌细胞超微结构及 HSP70 表达的影响[J]. 中国运动医学杂志,2005,24(5):567-570,585.

[3] 朱梅菊,熊静宇,高顺生,等. 螺旋藻及其复方对运动小鼠体内氧自由基代谢的影响[J]. 体育科学,2001,21(5):55-57.

[4] 朱梅菊,高顺生,李红,等. 针灸足三里穴对运动小鼠体内自由基代谢的影响[J]. 天津体育学院学报,2001,16(2):16-18.

[5] 朱梅菊,李红. 螺旋藻及其复方对运动小鼠心肌线粒体过氧化损伤的保护作用[J]. 中国体育科技,2002,38(4):37-38.

螺旋藻复方各有效成分部位配方对长期运动大鼠海马脑组织中 N- 甲基 -D- 天门冬氨酸受体亚型 NR1、NR2A 和 NR2B 表达的调节作用[6]

随着脑科学的发展,运动性疲劳产生的中枢机制成了研究的热点。许多研究表明,运动性疲劳更多地与中枢神经系统的保护性抑制有关[1]。谷氨酸(Glu)在哺乳类动物神经系统传递兴奋信息的过程中起重要作用。正常状态下,Glu 的释放与谷氨酸受体的活性对于运动员在运动过程中保持较好的兴奋状态有重要的作用。有关 Glu 与运动关系的研究已经有很多,但是,运动时受体的变化规律目前尚未完全阐明,而慢性运动性疲劳

---

[6] 相关内容参见:朱梅菊,李世成,陈灵光. NR1、NR2A 和 NR2B 在运动性疲劳大鼠海马组织中的表达及配方的调节作用[J]. 体育科学,2006,26(6):71-74.

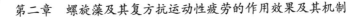

状态下谷氨酸受体表达的变化尚未见到。本实验在高通量的基因芯片检测结果的基础上，采用荧光实时定量 PCR 技术观察了慢性运动性疲劳大鼠海马组织 N- 甲基 -D- 天门冬氨酸受体亚型 NR1、NR2A、NR2B mRNA 的变化，以探讨慢性运动性疲劳发生的中枢机制，并观察螺旋藻复方各有效成分配方的调节作用，以阐明该配方抗运动性中枢疲劳的分子机制。

（一）材料和方法

1. **实验动物**　健康雄性清洁级 SD 大鼠 45 只，1.5 月龄，体重（160.60 ± 13.50）g，由广东医学院实验动物中心提供。

2. **试验药物**　螺旋藻复方由螺旋藻、枸杞、黄芪、丹参等组成，上述药物一次性购齐，各药按比例混合，按水煎醇沉法制备成合剂，生药含量为 2g/ml，用时以蒸馏水稀释成 0.2g/ml。再由合剂提取各类有效部位，含量为总生物碱 2.33g（生药，下同）/ml、总多糖 2.64g/ml、总苷元 2.33g/ml、总苷 1.23g/ml，总挥发油 0.25g/ml。按我们正交试验的研究结果，有效部位配方中各有效成分部位的生药含量为总生物碱 0.07g/ml、总多糖 0.55g/ml、总苷元 0.27g/ml、总苷 0.77g/ml，总挥发油 0.076g/ml。

3. **动物分组与处理**　购入动物，适应性喂养 2 天后，每天采用速度为 15m/min 的运动强度进行适应性跑台练习 1 周。1 周后，将实验动物按完全随机法分为正常组、模型组和中药组，每组各 15 只。除正常组不进行任何运动训练外，各组动物在小动物跑台（天津市运动医学研究所研制）上进行跑台训练，训练方案参照陈家旭等[2]介绍的慢性运动性疲劳大鼠模型的制作。具体为：从训练第 1 周起，每周递增速度，每周速度分别为 22m/min、27m/min、31m/min、35m/min、38m/min，每天训练 20 分钟，每周5 天，共训练 5 周；第 6、7 周，每只动物每日按 40m/min 的速度，在坡度为 0° 的跑台上跑 25 分钟。中药组大鼠每次运动后灌胃有效部位配方 11ml/kg（含生药：总生物碱 0.77g、总多糖 6.05g、总苷元 2.97g、总苷 8.45g，总挥发油 0.84g），正常组和模型组大鼠分别同时灌胃等体积蒸馏水。所有动物均以国家标准啮齿类动物饲料常规饲养。第8周第1天将实验大鼠轻度麻醉后，立即心脏采血后处死，取右侧大脑组织放入生理盐水中漂洗样本以除去血渍和污物。滤纸吸干之后，液氮冷冻保存，以备总RNA抽提。所有的取材器械及冷冻保存管均高压灭菌消毒，取材器械用DEPC水浸泡过夜。

4. 主要试剂和仪器　Qligotex mRNA Midi Kit购自Qiagen公司，Super Script Ⅱ逆转录酶及工作液购自Gibco BRL公司，GeneAmp®5700 Sequence Detection System荧光实时定量PCR仪为Perkin Elmer Applied Biosystems, USA产品。

5. 总RNA抽提和检测　按一步法[2]抽提大鼠右侧海马脑组织总RNA，紫外分析及电泳检测总RNA的纯度、浓度及完整性。

6. 引物设计及合成

设计的引物序列如下：

编号：gi: 6980983（NM_012574）：NMDA受体亚单位2B（NR2B），

forward, 5'-GGATTCTGCATTGTGAGCTG-3'

reverse, 5'-TCGCTTGCATATCCACATAA-3'

编号：gi: 8393483（NM_017010）：NMDA受体亚单位1（NR1），

forward, 5'-ACCATGCACCTGCTGACATT-3'

reverse, 5'-CTTCAGCACCTCGGACAGCA-3'

编号：gi: 31377497（NM_012573）：NMDA受体亚单位2A（NR2A），

forward, 5'-TCCACCTTCTCCGGCTACAG-3'

reverse, 5'-GTCGGTGCTGCACTGTCTTG-3'

引物由生工生物工程（上海）股份有限公司使用美国PE公司391型DNA自动合成仪合成。

7. 逆转录反应　逆转录反应在9 600PCR仪（Perkin Elmer Applied Biosystems, USA）上进行。反应条件如下：30℃, 10分钟；

42℃,30~50分钟;95℃,5分钟;4℃,5分钟。

8. 荧光实时定量 PCR 检测 NR1、NR2A、NR2B mRNA 表达

（1）预实验：反转录产物稀释 10 倍,用以做模板进行 PCR 反应。PCR 反应条件如下:94℃,2分钟;94℃,30秒;61℃,30秒;72℃,20秒;20℃,5分钟。

除 94℃2 分钟(1 个循环)外,其余均为 30 个循环。PCR 反应产物用琼脂糖凝胶电泳检测。选择反应产物专一、没有二聚体等杂带的样品进行下一步定量 PCR 反应。

（2）荧光实时定量 PCR：PCR 反应采用 SYBR Green PCR 试剂(Perkin Elmer Applied Biosystems, USA),在 5 700 实时定量 PCR 仪(Perkin Elmer Applied Biosystems, USA)上进行 PCR 反应,设置检测文件,反应条件如下:50℃,2分钟,95℃,10分钟;(1个循环)。94℃,10秒;94℃,5秒;60℃,30秒,此反应为 40 个循环。反应结束后,使用 Sequence Detection System 软件(version 13, Perkin Elmer Applied Biosystems, USA)分析 PCR 过程各检测样本的 Ct(Threshold cycle)值。Ct 值随模板浓度增大而减小,故荧光实时定量 PCR 结果显示的 Ct 值恰好和 mRNA 表达水平相反。

9. 统计学处理 定量资料比较采用 one-way ANOVA 方法检验,用 SPSS10.0 for Windows 统计软件包完成。

（二）结果

1. 各组大鼠一般健康状况的比较 模型组大鼠从第 3 周起食欲下降,体重增长缓慢;第 5 周起体重不增长,或有负增长趋势,体瘦、毛松、脱毛、神疲乏力等疲劳症状日渐明显。至实验结束时,因疾病而死的大鼠 2 只,因疲劳而死的大鼠 3 只。配方组小鼠食欲较好,体重持续增长,皮毛光泽,健康活泼,至实验结束时,无大鼠死亡。与正常组比较,配方组大鼠实验前、3 周末、5 周末、7 周末体重差异无显著性,均 $P > 0.05$。与模型组比较,配方组大鼠 5 周末、7 周末体重明显增加,均 $P < 0.01$。见表 2-17。提示螺旋藻复方各有效成分部位配方能明显延缓运动性疲劳的发生。

表 2-17　各组小鼠体重的变化（$\overline{X} \pm S$, g）

组别	实验前		3 周末		5 周末		7 周末	
	n	体重	n	体重	n	体重	n	体重
正常组	15	186.51 ± 21.23	15	261.74 ± 18.24	15	301.36 ± 22.56	15	325.87 ± 26.12
模型组	15	190.21 ± 19.25	15	261.52 ± 21.04	13	274.93 ± 31.02$^{\triangle\triangle}$	10	270.12 ± 31.51$^{\triangle\triangle}$
配方组	15	187.18 ± 20.63	15	260.23 ± 15.23	15	292.56 ± 25.45	15	317.25 ± 31.25

注：$^{\triangle\triangle}P < 0.01$，模型组与配方组比较。

2. 各组慢性运动性疲劳大鼠海马组织 NR1、NR2A 和 NR2B mRNA 的表达　与正常组比较，模型组大鼠海马组织 NR1 mRNA 和 NR2B mRNA 表达水平显著降低，均（$P < 0.01$），而 NR2A mRNA 表达水平虽有增高趋势，但差异无显著性（$P > 0.05$）。与模型组比较，配方组大鼠海马组织 NR1 mRNA 和 NR2B mRNA 表达水平显著升高（均 $P < 0.01$），但与正常组比较，差异均无显著性（均 $P > 0.05$）。而 NR2A mRNA 表达水平 3 组差异无显著性，均 $P > 0.05$。见表 2-18。提示 NR1 和 NR2B 参与了运动性中枢疲劳的发生；配方可通过提高递增大负荷跑台运动大鼠海马组织 NR1 和 NR2B mRNA 表达水平，从而延缓运动性中枢疲劳的发生。

表 2-18　各组大鼠海马组织 NR1、NR2A 和
NR2B mRNA 表达强度的比较（$\overline{X} \pm S$）

组别	NR1 mRNA	NR2A mRNA	NR2B mRNA
正常组	15.67 ± 2.36$^{\blacksquare\blacksquare}$	3.31 ± 0.62	2.33 ± 0.23$^{\blacksquare\blacksquare}$
配方组	15.42 ± 3.61$^{\triangle\triangle}$	3.54 ± 1.21	2.55 ± 0.65$^{\triangle\triangle}$
模型组	9.09 ± 3.10	3.94 ± 1.01	1.81 ± 0.42

注：$^{\triangle\triangle}P < 0.01$，模型组与配方组比较；$^{\blacksquare\blacksquare}P < 0.01$，模型组与正常组比较。

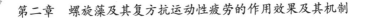

(三)讨论

介导 Glu 发挥生物效应的受体有两类，即离子型谷氨酸受体(iGluRs)和代谢型谷氨酸受体(mGluRs)。N- 甲基 -D- 天门冬氨酸(NMDA)属于离子型谷氨酸受体(iGluRs)。分子生物学的研究已证实，NMDA 受体分为 NR1、NR2 和 NR3 亚基，其中 NR2 又由 NR2A、NR2B、NR2C 和 NR2D 亚基组成，而 NMDA 受体功能性复合体由 4~5 种亚基组成复合物发挥作用。其中，NMDA-R1 是构成功能性复合体的必需亚基，它与 NMDA-R2(A~D)亚基组成的聚合物或者与 NMDA-R3A 亚基共同组成功能性复合物[3]。NMDA 受体的作用机制是兴奋性氨基酸(Glu)与 NMDA 受体结合，使之激活而产生兴奋性突触后电位(EAAS)。Glu 是中枢神经系统(CNS)中主要的兴奋性神经递质，它在运动训练过程中的变化直接影响中枢神经的兴奋性，是运动性中枢疲劳的主要原因之一[4]。而运动训练对 NMDA 受体基因表达的影响将直接决定 Glu 作用的实现。但截至目前，NMDA 受体与运动的关系研究主要集中在适宜运动上，如 J Farmer 等研究表明，随意运动可通过提高 NMDA 受体亚型 NR2B mRNA 和脑源性神经营养因子(BDNF)的表达水平，从而有助于神经发育，降低长期电位阈等[5]；Raffaella Molteni 等运用 microarray 和 Taqman RT-PCR 等技术研究短期和长期随意运动对小鼠脑组织基因表达谱的影响时，发现运动能提高 NR2A 和 NR2B 表达水平[6]。然而有关慢性运动性疲劳状态下谷氨酸受体表达的变化尚未见到。本项研究结果表明，通过 8 周递增大负荷的跑台运动后，模型组大鼠海马组织 NR1 mRNA 和 NR2B mRNA 表达水平与正常组比较显著降低(均 $P < 0.01$)，提示 NR1 和 NR2B 参与了运动性中枢疲劳的发生。NR1 和 NR2B 表达水平的降低可能与：①脑缺血、缺氧有关：在运动过程中随着强度的递增，脑组织会出现缺氧、缺血[1]，而研究表明在脑缺氧、缺血时，Glu 会大量释放，促使 NMDA 受体磷酸化，受体的

磷酸化结果使得受体进一步活化,从而导致 Ca^{2+} 等离子内流增加,造成神经元的伤害和受体的脱敏,导致受体活性下调[7,8],进而导致机体兴奋性下降,出现疲劳;②自由基的抑制作用有关:研究发现,自由基对爪蟾卵母细胞表达的大鼠脑 GluR 功能有明显抑制效应,而且这种效应可被维生素 E 所拮抗[9],剧烈运动训练,随着强度的递增会导致脑组织自由基的大量产生[1],因此推测剧烈运动训练海马组织 NR1 和 NR2B 表达水平的降低可能与剧烈运动训练产生的自由基抑制作用有关,从而影响脑功能的正常活动,对运动能力产生一定的影响并导致中枢疲劳的出现。而模型组大鼠海马组织 NR2A mRNA 表达水平与正常组比较有增高趋势,但差异无显著性($P > 0.05$),提示 NR2A 可能与慢性运动性中枢疲劳的发生无关,有待进一步的分析与研究。

又,本项研究结果表明,配方组大鼠海马组织 NR1 mRNA 和 NR2B mRNA 表达水平与模型组比较,均明显升高,但与正常组比较差异无显著性;配方组大鼠海马组织 NR2A mRNA 表达水平与正常组、模型组比较差异均无显著性。提示螺旋藻复方各有效成分部位配方可通过提高递增大负荷跑台运动大鼠海马组织 NR1 和 NR2B mRNA 表达水平,从而延缓运动性中枢疲劳的发生。螺旋藻复方是我室用于抗运动性疲劳的有效中药复方,为进一步明确该方的有效成分,提高临床疗效,我们最近利用超临界 CO_2 萃取、大孔树脂、高效液相色谱等方法进一步明确了螺旋藻复方各有效成分部位,并将各有效成分部位进行了重组,得到最佳组合的复合成分配方,即螺旋藻复方各有效成分部位配方,简称配方[10]。现代药理研究结果表明,螺旋藻具有明显的抗疲劳、抗缺氧等作用,且随螺旋藻灌服量的增加而作用越明显[11];枸杞中的多糖对缺血性脑损伤具有明显的保护作用[12],可明显改善脑缺血再灌注小鼠的行为障碍及卒中症状[13]。黄芪具有一定的抗神经细胞缺氧损伤作用[14]。丹参酮是中药丹参的有效活性成分,具有抗缺血缺氧等作用。近年来,已有研究证实,丹参酮 ⅡA- 磺酸钠能清除氧自由基;丹酚酸 A 可改善脑缺血再灌注引起的小鼠记忆功能障碍,并使小鼠脑组织内脂质过氧化反应和氢氧自由基的生成明显减少[15]。因此,推测螺旋藻复方各有效成分部位配方提高递增大负荷跑台运动大鼠海马组织 NR1 和 NR2B mRNA 表达水平可能通过抗脑缺血、缺氧,抑制剧烈运动训练自由基的产生和加快氧自由基的清除等途径实现。

(四)结论

1. NMDA 受体亚型 NR1 和 NR2B 可能介导了慢性运动性中枢疲劳的发生。

2. NMDA 受体亚型 NR2A 可能与慢性运动性中枢疲劳的发生无关。

3．螺旋藻复方各有效成分部位配方可通过提高疲劳机体 NR1 和 NR2B mRNA 表达水平,从而延缓运动性中枢疲劳的发生。

参 考 文 献

[1] 伏育平. 运动性中枢疲劳的生理学研究进展 [J]. 南京体育学院学报(自然科学版),2004,3(2):30-33.

[2] 陈家旭,杨维益,梁嵘,等. 中药复方 "体复康" 对运动性疲劳大鼠脑组织神经肽 Y 动态变化影响的研究 [J]. 中国运动医学杂志,1998,17(4):312-315.

[3] Tantiana Grü nder, Konrad Kohler, Astrid Kaletta, et al. The distribution and developmental regulation of NMDA receptor subunit proteins in the outer and inner retina of the rat[J]. J Neurobiol,2000,44(3):333-342.

[4] 白宝丰,张蕴琨. 谷氨酸及其受体与运动 [J]. 南京体育学院学报(自然科学版),2002,1(1):34-37,17.

[5] J Farmer, X Zhao, H van Praag, et al. Effects of voluntary exercise on synaptic plasticity and gene expression in the dentate gyrus of adult male Sprague-Dawley rats in vivo[J]. Neuroscience, 2004, 124(1): 71-79.

[6] Raffaella Molteni, Zhe Ying, Fernando Gómez-Pinilla. Differential effects of acute and chronic exercise on plasticity-related genes in the rat hippocampus revealed by microarray[J]. Eur J Neurosci, 2002, 16(6): 1107-1116.

[7] 刘永, 高灿, 张光毅. 脑缺血再灌注对海马 NMDA 受体 2A 亚基酪氨酸磷酸化的影响[J]. 徐州医学院学报, 2002, 20(4): 259-261.

[8] 何明利, 陈曼娥, 王景周, 等. 急性脑缺血谷氨酸受体的变化特征 [J]. 第三军医大学学报, 1998, 12(1): 46-47.

[9] 黄福南, 张炳烈, 李文彬, 等. 淀粉样 β 蛋白和自由基对爪蟾卵母细胞表达的大鼠脑谷氨酸受体功能的影响 [J]. 中国应用生理学杂志, 2001, 17(2): 109-112.

[10] 朱梅菊, 陈灵光. 螺旋藻复方各有效成分部位及其组方对递增负荷运动小鼠力竭游泳时间的影响 [J]. 中华实用中西医杂志, 2006, 19(2): 184-186.

[11] 顾饶胜, 沈楠, 王艳春, 等. 螺旋藻对小鼠抗疲劳、抗缺氧及镇痛作用的实验研究 [J]. 吉林医药学院学报, 1999, 21(3): 135-137.

[12] 蒋袁絮, 余健强. 枸杞多糖对大鼠脑缺血再灌损伤的保护作用 [J]. 西北药学杂志, 1997, 12(3): 20.

[13] 胡新, 徐顺霖. 枸杞糖肽对心肌细胞缺氧性损伤的保护作用 [J]. 南京中医药大学学报, 2005, 21(4): 250-252.

[14] 何小华, 李承晏, 余绍祖. 黄芪的抗神经细胞缺氧损伤作用 [J]. 中华神经科杂志, 1998, 31(4): 204-206.

[15] 杜冠华, 张均田. 丹酚酸 A 对小鼠脑缺血再灌注致学习记忆功能障碍的改善作用及作用机制 [J]. 药学学报, 1995, 30(3): 184-190.

螺旋藻复方有效部位配方对慢性运动性疲劳大鼠脑组织基因表达谱的影响[7]

螺旋藻复方是用于抗运动性疲劳的有效中药复方[1]。为进一步明确该方的有效成分,提高临床疗效,我们最近利用高效液相色谱等方法进一步明确了螺旋藻复方各有效成分部位,并将各有效成分部位进行了重组,得到最佳组合的复合成分配方,研究结果将另文报道。本研究运用基因芯片技术,结合生物信息学手段,从基因分子生物学水平探讨螺旋藻复方有效部位配方抗慢性运动性疲劳的物质基础及作用机制,反映中医中药对机体的整体功能状态的调节,为阐明中药作用机制提供新思路。

(一)材料和方法

1. 实验动物　健康雄性清洁级 SD 大鼠 45 只,1.5 月龄,体重(160.60 ± 13.50)g,由广东医学院实验动物中心提供。

2. 试验药物　螺旋藻复方由螺旋藻、枸杞、黄芪、丹参等组成。上述药物一次性购齐,各药按比例混合,按水煎醇沉法制备成合剂,生药含量为 2g/ml,再由合剂提取各类有效部位,含量为总生物碱 2.33g(生药,下同)/ml、总多糖 2.64g/ml、总苷元 2.33g/ml、总挥发油 0.25g/ml。按我们正交试验的研究结果,有效部位配方中各有效成分部位的生药含量为总生物碱 0.07g/ml、总多糖 0.55g/ml、总苷元 0.27g/ml、总挥发油 0.076g/ml。

3. 动物分组与处理　购入动物,适应性喂养 2 天后,每天采用速度为 15m/min 的运动强度进行适应性跑台练习 1 周。1 周后,将实验动物按完全随机法分为正常组、模型组和中药

[7] 相关内容参见:朱梅菊,谢振良. 螺旋藻复方有效部位配方对慢性运动性疲劳大鼠脑组织基因表达谱的影响[J]. 体育科学,2005,25(12):61-64.

组,每组各 15 只。除正常组不进行任何运动训练外,各组动物在小动物跑台(天津市运动医学研究所研制)上进行跑台训练,训练方案参照陈家旭等 [2] 介绍的慢性运动性疲劳大鼠模型的制作。具体为:从训练第 1 周起,每周递增速度,每周速度分别为 22m/min、27m/min、31m/min、35m/min、38m/min,每天训练 20 分钟,每周 5 天,共训练 5 周;第 6、7 周,每只动物每日按 40m/min 的速度,在坡度为 0° 的跑台上跑 25 分钟。中药组大鼠每次运动后灌胃有效部位配方 11ml/kg(含生药:总生物碱 0.77g、总多糖 6.05g、总苷元 2.97g、总挥发油 0.84g),正常组和模型组大鼠分别同时灌胃等体积蒸馏水。所有动物均以国家标准啮齿类动物饲料常规饲养。第 8 周第 1 天将实验大鼠轻度麻醉后,立即心脏采血后处死,取右侧大脑组织放入生理盐水中漂洗样本以除去血渍和污物。滤纸吸干之后,液氮冷冻保存,以备总 RNA 抽提。所有的取材器械及冷冻保存管均高压灭菌消毒,取材器械用 DEPC 水浸泡过夜。

4. 主要试剂和仪器　芯片杂交密封舱和硅烷化芯片为 Telechem 公司产品,Cartesian Pixsys 7500 型点样仪为 Cartesian 公司产品,GenePix 4000B 型扫描仪为 Axon(USA)公司产品,TC-225 型 PCR 仪为 MJ Research 公司产品,Robbins Scientific Model 1000 型杂交箱为 Robbins Scientific 公司产品,UVP CL-1000 型紫外交连仪为 UVP 公司产品。NTP 购自 Promega 公司,Super Script Ⅱ 逆转录酶及工作液购自 Gibco BRL 公司,Cy3-dUTP、Cy5-dUTP 购自 Amersham Phamacia 公司,Qligotex mRNA Midi Kit 购自 Qiagen 公司。

5. 总 RNA 抽提和检测　按一步法 [3] 抽提大鼠右侧脑组织总 RNA,紫外分析及电泳检测总 RNA 的纯度、浓度及完整性。

6. 芯片制备　大鼠 Biostar R-20S 芯片(上海博星基因芯片有限公司提供)主要包括细胞信号和传递蛋白类;细胞周期蛋白类;细胞调节蛋白类;细胞凋亡相关蛋白类;DNA 合成、修复

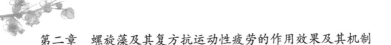
和重组蛋白类；DNA 结合、转录和转录因子类；细胞受体类；细胞表面抗原和黏附蛋白类；离子通道和运输蛋白类；代谢类；管家基因；阴性对照及其他基因。用通用测序引物进行 PCR 扩增制备靶基因，PCR 反应及产物纯化用标准方法[4]进行。将制备的靶基因溶解于 3×SSC 溶液中，用 Cartesian Pixsys 7500 型点样仪点样于硅烷化玻片。玻片经水合、交连后，再分别用 0.2% 十二烷基磺酸钠（SDS）、水及 0.2% 硼氢化钠溶液处理、晾干备用。

7. 探针制备 参照文献 [5] 的方法逆转录标记 RNA，用 Cy3-dUTP 标记模型组脑组织 RNA，Cy5-dUTP 标记中药组脑组织 RNA，利用逆转录酶合成探针，乙醇沉淀后将 Cy3-dUTP 和 Cy5-dUTP 标记的探针混合溶解在 20μl 5×SSC+0.2%SDS 杂交液中。

8. 杂交及洗涤 将芯片和杂交探针分别于 95℃变性后置于杂交舱内，加入混合探针，用杂交密封舱加以密闭。恒温杂交箱内 42℃杂交 18 小时。按顺序用洗涤液 2×SSC+0.2%、0.1%×SSC+0.2%、0.1%×SSC 分别洗涤 10 分钟，室温晾干备扫描。

9. 荧光扫描和分析 用 Genepix 4000B 基因芯片扫描仪扫描芯片，观察杂交结果。扫描后所得所有芯片数据均进行整体校正，数据校正方法参考 Yang 等[6]提出的整体校正法。整体校正后的数据采用容许区间法计算各信号 Ratio 值，确定差异表达阈值；计算各信号 Ratio 值的 CV 值，对芯片的准确性和重复性进行评价。根据差异表达阈值，观察差异基因的 Ratio 值分析，分析实验差异的可能因素。所有数据经过筛选，且筛选由图像分析软件自动完成。相关系数 r 的计算采用 pearson 相关系数[7]。GenePix Pro 3.0 软件分析 Cy3 和 Cy5 两种荧光信号的强度，计算 Cy5/Cy3 值。基因差异表达的标准：Cy5/Cy3 信号比值（以 R 值表示）的自然对数的绝对值应 > 0.69（即基因的差异表达变化在 2 倍以上); Cy3 或 Cy5 的荧光信号值均应 > 600。
本研究中, 若 R1 或 R2 值 > 2, 表示该基因在模型组和中药组
的表达量明显上调; 若 R1 或 R2 值 < 0.5, 说明该基因在模型组
和中药组中的表达水平显著下调。

（二）结果

1. 总 mRNA 提取结果　脑组织琼脂糖凝胶电泳结果表明,
各组抽提到了高纯度的总 RNA, 见图 2-13。

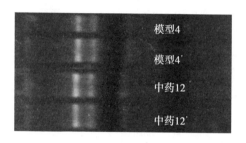

图 2-13　电泳(Electrophoresis)

2. 基因芯片杂交结果　Cy3(标记模型组脑组织)与 Cy5
(标记中药组脑组织)扫描结果经计算机数据叠加后产生文末
彩图 5 所示的图像。该图反映的是每个基因在两种相比较组织
中表达丰度的比值, 反映了模型组大鼠与中药组大鼠基因表达
的差异。黄色点代表该基因表达丰度在两种组织中接近; 绿色
点代表该基因在中药组大鼠脑组织中表达有下调趋势; 红色点
代表该基因在中药组大鼠脑组织中表达有上调趋势, 见文末彩
图 5。

大鼠脑组织基因表达谱的散点图以 Cy3 荧光强度值为 X
轴、以 Cy5 荧光强度值为 Y 轴建立坐标, 每一个数据点代表芯
片上一个基因点的杂交信号。数据点若为红色, 则代表 Y 值与
X 值的比值在 0.5 至 2.0 之间, 基本属非差异表达; 数据点若为
黄色, 则代表 Y 值与 X 值的比值在 0.5 到 2.0 范围之外(该点很

可能属于表达差异)。无显著差异表达的基因分布于 X 或 Y 直线上或靠近该直线的周围,有显著性表达差异的基因分布在直线的上、下两侧,上方为表达上调的基因,下方为表达下调的基因,见文末彩图 6。

3. 差异表达基因 差异表达基因有 98 个,其中已知基因 88 个、未知基因 10 个,已知基因中有 12 个基因上调、76 个基因下调,见表 2-19。

表 2-19 中药组部分差异表达基因

Genbank-ID	Ratio	Definition
XM_345918	0.116	glycerol-3-phosphate transporter(G-3-P transporter), mRNA
XM_341905	0.180	selenocysteine tRNA gene transcription activating factor, mRNA
XM_230478	0.183	nucleolar protein ANKT(LOC311336), mRNA
XM_231110	0.194	hypothetical protein FLJ32704(LOC311833), mRNA
XM_214967	0.216	Bcl-2-associated transcription factor(LOC293017), mRNA
M98820	0.230	Rat interleukin 1-beta mRNA, complete cds
NM_031561	0.251	Rattus norvegicus cd36 antigen(Cd36), mRNA
NM_053321	0.264	Rattus norvegicus platelet-activating factor receptor (Ptafr), mRNA
M25073	0.308	Rat kidney Zn-peptidase aminopeptidase N mRNA, complete cds
AY208182	0.318	Rattus norvegicus ATP-binding cassette 1(Abca1) mRNA, partial cds
U67958	0.352	Rattus norvegicus urate transporter/channel mRNA, complete cds

Genbank-ID	Ratio	Definition
XM_341064	0.362	Rattus norvegicus general transcription factor Ⅲ（Gtf2i），mRNA
AY346103	2.125	Rattus norvegicus serine/threonine kinase 22A（Stk22a）mRNA，complete cds
NM_030826	2.216	Rattus norvegicus glutathione peroxidasel mRNA，complete cds
XM_232614	2.316	Rattus norvegicus similar toguanine nucleotide exchange factor，mRNA
AF522186	2.318	Rattus norvegicus SODium-coupled citrate transporter mRNA，complete cds
M95762	2.615	Rattus norvegicus GABA transporter GAT-2 mRNA，complete cds

（三）讨论

近年来，随着脑科学的发展，运动性疲劳产生的中枢机制成了研究的热点。许多研究表明，运动性疲劳更多地与中枢神经系统的保护性抑制有关[8]。因此，寻找有效的抗中枢疲劳的方法具有重要的现实意义，而截至目前，具有明显抗中枢疲劳的中药复方甚少。本项研究结果表明，螺旋藻复方有效部位配方治疗后差异表达基因有 98 个，其中已知基因 88 个、未知基因 10 个，已知基因中有 12 个基因上调、76 个基因下调。这些基因可能是药物作用的靶点或者是药物信号传导通路上的重要环节。这些基因涉及氧化应激、能量代谢、信号传导、神经递质、氨基酸代谢、细胞因子、细胞凋亡等。下面以其中的谷胱甘肽过氧化物酶和 γ- 氨基丁酸转运体这两个基因为例予以讨论。谷胱甘肽过氧化物酶（GSH-Px）是脑组织自由基反应的重要生化指标。有关文献报道[9]，激烈运动可通过多种途径使脑组织氧自由基生成增加，在自由基的攻击下，影响了脑细胞的正常功能，引发中枢疲劳。螺旋藻复方有效部位配方能上调 GSH-Px 的表达，说明该配方对慢性运动性疲劳机体脑组织的自由基损伤具有很好的拮抗作用。

众多研究表明，中枢疲劳与脑组织诸多神经递质的改变密切相关。γ- 氨基丁酸（GABA）是中枢神经系统中最主要的抑制性神经递质，经突触前膜释放入突触间隙后，与突触后膜的受体结合，产生抑制性效应。研究表明[10]，GABA 含量升高是产生中枢疲劳的原因之一。而生物体内突触间隙 GABA 含量的维持主要依赖于 γ- 氨基丁酸转运体（GABA transporter, GAT）。GAT 是一类糖蛋白，主要定位于突触前膜、胶质细胞膜和囊泡膜中，分为 GAT- 1、GAT- 2、GAT- 3 和 BGT-1 四种亚型[11]。GAT 最主要的功能是与突触间隙的 GABA 结合，将突触间隙的 GABA 转运入突触体终止其作用或将胞质内的 GABA 转运入囊泡，并在 GABA 的释放过程中也发挥重要作用[12, 13]。GAT-2 基因表达受多种信号通路相互调控，如蛋白激酶 C（PKC）信号途径[14] 和 Ca^{2+} 信号途径[15] 的调控，胞外 GABA 浓度可反馈调节 GAT 的表达[16]。长时间大强度耐力训练后可诱导大鼠脑组织 GAT-2 基因表达下调，从而使 GAT 转运 GABA 的功能减弱，导致脑组织内突触间隙抑制性神经递质 GABA 含量升高，产生中枢疲劳。灌服螺旋藻复方有效部位配方使长时间大强度运动训练大鼠脑组织 GAT-2 基因显著表达，可能与该配方对这些信号途径的激活有关，从而使 GAT-2 转运 GABA 的功能增强，有利于消除长时间大强度训练过程中 GABA 含量升高而引起的中枢疲劳的发生。

螺旋藻复方有效部位配方对慢性运动性疲劳大鼠脑组织的调控可能是多方面的，尽管目前我们尚不能完全解释这些基因群的生物学功能与生理病理机制及基因群之间的相互作用，但是本研究已表明，螺旋藻复方有效部位配方可影响模型组大鼠脑组织的基因表达，从基因水平上证实了螺旋藻复方有效部位配方抗中枢疲劳的药理作用，同时利用基因芯片技术研究中药将会大大加速中药有效成分的筛选并阐明其作用机制，促进中药走向世界。

参 考 文 献

[1] 朱梅菊, 熊静宇, 高顺生, 等. 螺旋藻及其复方对运动小鼠体内氧自由基代谢的影响[J]. 体育科学, 2001, 21 (5): 55-57.

[2] 陈家旭, 杨维益, 梁嵘, 等. 中药复方"体复康"对运动性疲劳大鼠脑组织神经肽 Y 动态变化影响的研究 [J]. 中国运动医学杂志, 1998, 17 (4): 312-315.

[3] Quesnoy RJ. Clinical significance of humoral allosensitization on of HLA antigens[M]. New York: Springer Verlag, 1990: 57.

[4] Takemoto SK. HLA amino acid residue matching[M]//Cecka JM, Terasaki PI, eds. Clinical transplants 1996. Los Angeles: UCLA Tissue Typing Laboratory, 1997: 397.

[5] Eisen MB, Spellman PT, Brown PO, et al. Cluster analysis and display of genome-wide expression patterns[J]. Proc Natl Acad Sci USA, 1998, 95 (25): 14863-14868.

[6] Yang P, Otto CM, Sheehan FH. The effect of normalization in reducing variability in regional wall thickening[J]. J Am Soc Echocardiogr, 1997, 10 (3): 197-204.

[7] Martín de la Vega C, Burda J, Nemethova M, et al. Possible mechanisms involved in the down-regulation of translation during transient global ischemia in the rat brain[J]. Biochem J, 2001, 357(Pt3): 819-826.

[8] 伏育平. 运动性中枢疲劳的生理学研究进展 [J]. 南京体育学院学报 (自然科学版), 2004, 3(2): 30-33.

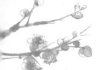

[9] 李裕和. 运动性脑缺氧与中枢疲劳 [J]. 广州体育学院学报, 1997, 17
（2）: 49-52.

[10] 李人, 陶心铭. 运动性疲劳与脑中 γ- 氨基丁酸 [J]. 中国运动医学杂
志, 1985, 4(2): 81-84.

[11] Zhu XM, Ong WY. Changes in GABA transporters in the rat hippocampus
after kainite-induced neuronal injury: decrease in GAT-1 and GAT-3 but
upregulation of betaine/GABA transporter BGT-1[J]. J Neurosci Res,
2004, 77(3): 402-409.

[12] Conti F, Minelli A, Melone M. GABA transporters in the mammalian
cerebral cortex: localization, development and pathological implications[J].
Brain Res Brain Res Rev, 2004, 45(3): 196-212.

[13] Schmitt U, Hiemke C. Effects of GABA-transporter(GAT)inhibitors on
rat behavior in open-field and elevated plus-maze[J]. Behav Pharmacol,
1999, 10(2): 131-137.

[14] Corey JL, Davidson N, Lester HA, et al. Protein kinase C modulates
the activity of a cloned gamma-aminobutyric acid transporter expressed
in Xenopus oocytes via regulated subcellular redistribution of the
transporter[J]. J Biol Chem, 1994, 269(20): 14759-14767.

[15] Goncalves PP, Carvalho AP, Vale MG. Regulation of[gamma-3H]
aminobutyric acid transport by Ca^{2+} in isolated synaptic plasma membrane
vesicles[J]. Brain Res Mol Brain Res, 1997, 51(1-2): 106-114.

[16] During MJ, Ryder KM, Spencer DD. Hippocampus GABA transporter
function in temporal-lobe epilepsy[J]. Nature, 1995, 376(6536): 174-
177.

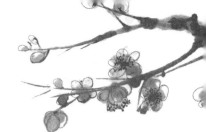

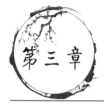 # 第三章　针灸足三里抗运动性疲劳的作用效果及其机制

第一节　针灸足三里治疗疾病的研究现状

足三里为足阳明胃经的合穴、胃的下合穴，是健脾益气、强壮保健的要穴。足三里是"五脏六腑之沟渠"，而胃主受纳，既是"水谷之海"，也是"五脏六腑之海"，且胃腑下合穴即其本经合穴，故脏腑诸病皆可取而治之。因此，运用足三里治疗的疾病颇多。现将足三里抗疲劳、对骨骼肌的影响、抗贫血、提高免疫功能、调节神经系统功能、对功能性消化不良等消化系统疾病的治疗和对睾酮等内分泌激素的影响等进行简要综述，供同道参考。

针灸足三里抗疲劳的研究现状

刘汉平等[1]采用无负重游泳方式建立大鼠的运动疲劳模型，游泳时间总长为 10 天。训练在内壁光滑的泳池中进行，水深 50cm，水温（30±1）℃，每缸次游泳的大鼠数量不超过 8 只，游泳过程中防止大鼠互相拽抱。第 1、2 天，游泳训练时间为 30 分钟；第 3~5 天，每天递增 30 分钟；第 6、7 天，每天 1 次力竭性游泳训练；第 8~10 天，每天 2 次力竭性游泳训练，两次间隔 6 小时。大鼠的足三里穴位参照《实验针灸学》，结合比较解剖学方法进行定位，即位于大鼠后肢膝关节下方腓骨头下约 5mm 处。

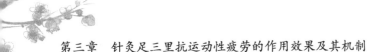

艾灸采用市售直径 1.7cm 圆柱形清艾条,距体表 3cm 灸双侧足三里,10min/穴,1 次/d。针刺采用 0.30mm×25mm 的不锈钢针灸针,直刺约 5mm,运用捻转手法,捻转频率约 60 次/min,每间隔 10 分钟运针 1 次,每侧穴位运针 20 秒,留针时间 20 分钟,针刺 1 次/d。为确保手法的一直性,均由同一针灸医生操作。共10 天。末次力竭运动结束后检测指标。研究发现,艾灸足三里能够有效提高运动疲劳大鼠骨骼肌线粒体抗氧化酶活性、增加骨骼肌血流灌注,缓解外周骨骼肌的运动疲劳,提高运动耐力,其效应优于针刺足三里。

刘晓锋等[2]采用递增强度方式在水平电动大鼠跑台上训练。前 4 周速度分别为 22m/min、27m/min、32m/min、37m/min,每日训练 25 分钟,每周 7 天。第 5、6 周速度为 42m/min,每日训练 35 分钟,每周 7 天,共训练 6 周。训练后即刻,实验组针刺足三里;电针组采用韩氏电针仪,针刺电刺激 2~100Hz 交替疏密脉冲波,强度 2~5mA;手针组每 5 分钟行针 1 次,平补平泻。对照组针刺尾部。各组均隔日针 1 次,每次 10 分钟。末次定量负荷训练后即刻检测指标。结果表明,针刺足三里能改善运动大鼠整体健康状况,减轻大鼠体重,使 Hb 以及肝糖原、SOD 含量下降,降低 MDA 含量和 HSP70 表达;提示针刺足三里可通过激发机体内在调节能力,改善自由基代谢,促进机体对大强度负荷的适应,起到延缓运动性疲劳发生的作用。并发现,电针组与手针组大鼠各项指标均无显著性差异,说明手针和电针这两种干预手段的作用效果接近。

近年来,经皮穴位电刺激(TEAS)作为一种将经皮电刺激神经疗法与针灸穴位相结合的新型针疗手段,通过皮肤将特定的低频脉冲电流输入人体以治疗疾病,既克服了中药汤剂成分的复杂性,又避免了针刺的有创性,具有安全、无创伤、易操作、便于携带等优势,因此在防治运动性疲劳方面得到广泛应用[3]。梁宜等[4]观察了经皮穴位电刺激足三里对跑台力竭运

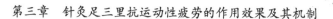

动大鼠自由基代谢的影响。采用五级递增跑台运动：适应性训练在坡度为 5° 的跑台上，分别以 10m/min、15m/min、20m/min、24m/min、28m/min 的速度各运动 10 分钟，每日 1 次，共 6 天；第 7 天按训练模式运动至 28m/min 后持续运动直至力竭。力竭标准为动物不能坚持负荷跑速，滞留跑台后 1/3 处达 3 次以上，刺激驱赶无效（10 秒）。运动前在单侧足三里（膝关节后外侧，在腓骨头下约 5mm 处）穴位进行 TEAS 治疗，治疗参数为连续波、2Hz、5mA、30 分钟，左右交替，每日 1 次，连续治疗 7 天。研究结果表明，TEAS 可明显延长大鼠力竭运动时间，提高血浆 SOD 活性、降低血浆和股四头肌中 MDA 含量；提示 TEAS 能提高机体抗氧化能力，改善自由基代谢，从而对抗运动性疲劳。吴立红等 [5] 以 40 例海训后疲劳士兵为研究对象，经皮穴位电刺激足三里 20 天，结果表明，治疗组疲乏无力、关节酸痛、肌肉僵硬、头晕恶心、饮食减少等疲劳症状减少，血乳酸含量减少，提示经皮穴位电刺激足三里促进训练疲劳恢复的作用。

董佳梓等 [6] 研究表明，针刺"足三里"可使慢性疲劳综合征（CFS）大鼠骨骼肌腺苷酸活化蛋白激酶（AMPK）表达明显增加，提高沉默信息调节因子 2 相关酶 I（SIRT1）的表达，进一步直接或间接激活过氧化物酶体增殖物活化受体 γ 共激活因子 1α（PGC-1α），提高线粒体的 ATP 合成，改善机体线粒体氧化应激反应，维持机体能量代谢，从而起到对 CFS 的治疗作用。

参 考 文 献

[1] 刘汉平,梁波,曾常春,等. 针刺及艾灸足三里穴缓解大鼠运动疲劳作用的比较[J]. 中国组织工程研究与临床康复,2009,13(24):4725-4729.

[2] 刘晓锋,王蕴红,洪峰,等. 针刺足三里对运动大鼠自由基代谢影响的研究[J]. 北京体育大学学报,2006,29(6):793-795,798.

[3] 刘瑄,窦思东,易红梅,等. 经皮穴位电刺激防治运动性疲劳的研究进

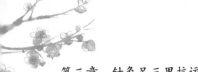

展[J]. 广州中医药大学学报, 2015, 32（3）: 566-572.

[4] 梁宜, 方剑乔, 邵晓梅, 等. 经皮穴位电刺激足三里穴对跑台力竭运动大鼠自由基代谢的影响[J]. 中国中医药科技, 2008, 15（4）: 251-252.

[5] 吴立红, 董晓敏, 孙清华, 等. 经皮穴位电刺激足三里对训练疲劳的作用[J]. 中国康复理论与实践, 2008, 14（5）: 470-471.

[6] 董佳梓, 魏云涛, 许环宇, 等. 电针"足三里"对慢性疲劳综合征大鼠骨骼肌腺苷酸活化蛋白激酶/过氧化物酶体增殖物活化受体γ共激活因子α信号通路基因表达的影响[J]. 针刺研究, 2018, 43（6）: 336-340.

针灸足三里对骨骼肌影响的研究现状

董佳梓等[1]研究表明, 电针足三里可能是通过激活大鼠骨骼肌腺苷酸活化蛋白激酶（AMPK）, AMPK 直接磷酸化 Atg1/失调 51 样激酶 -1（ULK1）, 形成稳定的 ULK1/AMPK 复合物, 提高线粒体自噬能力, 从而起到调理脾胃、补中益气治疗脾虚证的作用。刘路等[2]进一步的研究表明, 电针足三里可以调节脾气虚大鼠骨骼肌内过氧化物酶体增殖物活化受体γ共激活因子1α（PGC-1α）/去乙酰化酶 3（SIRT3）信号通路的异常表达, 参与线粒体生物合成及抗氧化的调控作用, 进而发挥健脾益气作用。薛亚楠等[3]研究表明, 电针足三里还可以调节脾气虚大鼠骨骼肌肌肉组织内核呼吸因子 1（NRF1）和 2（NRF2）基因及蛋白的异常表达, 参与线粒体能量代谢的调控作用, 进而改善脾气虚证。

陈玄等[4]通过切断左后肢坐骨神经制成失神经支配腓肠肌动物模型, 取足三里和上巨虚施行电针, 疏密波, 2Hz/33Hz, 1.5~2mA, 每次 30 分钟, 每日 1 次, 每 5 次间隔 2 天, 共 20 次。研究表明, 电针可改善失神经肌肉的萎缩情况, 减少肌细胞凋亡, 促进肌卫星细胞增殖分化, 其作用机制可能与提高蛋白激酶 B（PKB, 又称 Akt）的磷酸化形式 p-AKT（Ser473）水平、激活

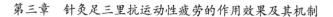

AKT 信号通路有关。

徐前威等[5]在腓肠肌距离跟骨后缘 80mm 处标记打击位置,用砸伤器造成一次性钝器伤,打击面积为 1cm²,能量为 9.75J,确认皮肤完整、胫腓骨无骨折后放回笼中自由活动,通过解剖和病理证实急性重度腓肠肌钝器伤模型制作成功,并于造模后 24 小时开始电针治疗。用兔固定器固定动物后,将双后肢伸出,取左后肢足三里(参照《中国兽医针灸学》),主针刺入穴位区 15mm,辅针在旁开 5mm 处刺入皮下。阿是穴分别取距打击部位远、近端各 10mm 处,针刺入穴区 15mm,针刺后接电针仪。电针参数:频率 2Hz,0.4mA,时间 15 分钟,隔日 1 次,直到取材前一天结束治疗。所有电极同步刺激,参数一致。研究结果表明,电针有抑制骨骼肌纤维化、促进骨骼肌再生的作用,可能与抑制转化生长因子 -β1(TGF-β1)和提高波形蛋白的表达水平有关;电针刺激阿是穴或足三里均有利于受损骨骼肌的修复,且两穴具有协同作用。

马忆南等[6]从胶原纤维的某些物质结构出发,从蛋白质分子中建立的生物能量传递理论出发,假设胶原纤维的基因表达信号的变化极其有可能是穴位能量变化的物质载体,是针刺治疗骨骼肌挫伤及其引起疼痛的基本性原理之一,将大鼠脱毛 24 小时后,采用"定量化打击法"制作大鼠骨骼肌急性钝挫伤模型。重锤质量 160g,高度 1.4m,做自由落体运动,在接触面的瞬间,势能完全转化成动能。整个冲击过程中,瞬间冲击量、冲击过量程、平均压力、平均压强基本保持一致。验证造模成功的方法:伤后即刻,打击部位即出现瘀点、瘀斑,单侧后肢跛行,用手触摸无骨折征。打击后皮肤破损和明显骨折的未纳入本实验中。针刺大鼠双侧足三里后,连接 G6850 电针治疗仪,选用疏密波,频率 30 次 /min,通电 20 分钟后起针,每 2 天治疗 1 次。每组各分为 7 个观察点,分别治疗 1 天、3 天、5 天、7 天、10 天、15 天、20 天。研究表明,治疗组穴位区Ⅰ型胶原纤维 mRNA 表达量和羟脯氨酸水平低于对照组($P < 0.05$),其变化趋势较模型组更为平稳;治疗组血清肌酸激酶水平在治疗第 7 天就达到正常水平,治疗组穴位区 I 型胶原纤维对比血清肌酸激酶呈正相关。提示针刺后穴位区的 I 型胶原纤维和羟脯氨酸可能在骨骼肌损伤修复中起到关键作用,从而引导了针刺信号的传输与转换过程,且此信号传播过程始终与骨骼肌修复的核心指标肌酸激酶呈现高度正相关。

参 考 文 献

[1] 董佳梓,张妤,魏云涛,等. 电针"足三里"对脾虚大鼠骨骼肌线粒体自噬相关蛋白表达的影响[J]. 中国针灸, 2018, 38(7): 741-746.

[2] 刘路,曲怡,董佳梓,等. 电针"足三里"穴对脾气虚大鼠骨骼肌 PGC-1α/SIRT3 信号通路的影响[J]. 辽宁中医杂志, 2019, 46(3): 635-639.

[3] 薛亚楠,董佳梓,曲怡,等. 电针"足三里"穴对脾气虚大鼠肌肉组织内 NRF1 及 NRF2 表达的影响 [J]. 中华中医药学刊, 2019, 37(4): 886-889.

[4] 陈玄,叶笑然,黄晓卿. 电针对大鼠失神经支配骨骼肌萎缩及 IGF-1/PI3K/AKT 表达的影响 [J]. 中国针灸, 2018, 38(12): 1311-1317.

[5] 徐前威,王荣国,王云亭,等. 电针对兔钝器伤后骨骼肌中转化生长因子 -β1 和波形蛋白表达的影响 [J]. 中国康复医学杂志, 2014, 29(5): 421-426.

[6] 马忆南,杨华元,冯麟,等. 针刺诱导胶原信号变化对骨骼肌损伤的修复作用 [J]. 中国组织工程研究, 2012, 16(42): 7888-7892.

针灸足三里治疗贫血的研究现状

程瑶[1]通过对比观察促红细胞生成素(EPO)足三里穴位注射的临床疗效,并观察两组患者治疗前和治疗后 12 周血红蛋白（Hb）浓度、血细胞比容（HCT）、C 反应蛋白（CRP）的改善情况，比较 EPO 足三里穴位注射和皮下注射对肾性贫血的疗效差别。结果提示，促红细胞生成素具有改善肾性贫血的作用，对血液透析治疗的患者有确切的临床疗效；足三里穴位注射通过减轻机体微炎性反应状态，从而改善 EPO 抵抗，增强 EPO 疗效，减少 EPO 用量，节省患者治疗费用；EPO 安全性良好，是中西医结合治疗血液透析患者肾性贫血的理想选择。

熊飞等[2]采用足三里及肾俞穴位注射鱼腥草注射液治疗慢性肾衰竭（CRF）患者常伴的肾性贫血。结果表明，治疗后患者 CRP 下降明显，提示体内炎症状况有所改善。还观察到，在不改变 EPO 剂量的情况下，治疗组 Hb 水平升高明显。廖福照等[3]研究表明，足三里穴位注射黄芪注射液配合 EPO 可显著提高维持性血液透析患者 Hb、RBC、HCT 水平，改善患者贫血症状。邵瑛等[4]研究发现，悬灸足三里能提高痹积大鼠红细胞、白细胞、血红蛋白、血细胞比容的含量，从而明显改善其贫血情况及提高免疫功能，为临床悬灸足三里治疗痹积提供了有利的客观依据。吴立红等[5]以 40 例海训后疲劳士兵为研究对象，经皮穴位电刺激足三里 20 天，结果表明，海训前行经皮穴位电刺激疗法能提高运动员血红蛋白浓度和红细胞含量，从而延缓士兵海训疲劳的发生。

陈雪琼等[6]以体校 12 个运动专项（武术、跆拳道、摔跤、射箭、拳击、柔道、乒乓球、蹦床、击剑、体操、跳水、田径）41 名贫血运动员为研究样本（男 27 人，女 14 人），穴位注射足三里、三阴交（注射液：当归注射液、维生素 B_{12} 注射液、注射用水）。治疗时限：每周治疗 3 次，第 1 天双侧足三里，当归注射液 4ml；隔天双侧三阴交，维生素 B_{12} 注射液 1ml+ 注射用水 1ml；按此类推，交替注射，10 次为 1 个疗程，共 3 个疗程。凡女队员月经期结束后第 2 天开始治疗。结果表明，在实验期间受试者不停训、训练负荷仍维持在治疗前水平的特定条件下，实验组男女的贫血现状得到改善和治愈的同时,垂体外周性激素血睾酮也逐步提高。并认为穴位注射疗法具有简、便、廉、副作用小等特点,疗效显著,极具应用与推广价值。

参 考 文 献

[1] 程瑶.EPO穴位注射对肾性贫血疗效的观察[J].内蒙古中医药,2017, 36(23):70-71.

[2] 熊飞,郭遂怀,曹阳.穴位注射对慢性肾衰患者贫血的辅助治疗作用 [J].中国针灸,2006,26(9):679-680.

[3] 廖福照,陈院,王晓光.足三里穴位注射黄芪注射液配合重组人促红 细胞生成素治疗维持性血液透析患者肾性贫血的疗效观察[J].湖北 中医杂志,2017,39(2):13-15.

[4] 邵瑛,闫兵,唐纯志.悬灸足三里对疳积大鼠贫血及血细胞影响的对 比观察[J].光明中医,2006,21(11):34-37.

[5] 吴立红,孙清华,董晓敏,等.经皮穴位电刺激"足三里"对海训士兵血 红蛋白的影响[J].东南国防医药,2008,10(2):104-106.

[6] 陈雪琼,吕璇,欧阳嘉,等.穴位注射在青少年运动员贫血治疗中应用 价值的研究[J].青少年教育,2014,16(8):120-122.

针灸足三里提高免疫功能的研究现状

代巧妹等[1]研究了针刺足三里对免疫抑制大鼠的作用及与穴区降钙素基因相关肽(CGRP)表达的相关性。足三里穴,以针刺补法:重插轻提、徐徐捻转、吸气时进针。针刺组施行补法治疗,留针30分钟。电针组给予电针补法治疗,连续波,频率20Hz,强度1~2mA,持续30分钟,均每日1次。结果表明,针刺组大鼠脾指数、胸腺指数及白细胞计数与模型组相比显著增加;电针组和针刺组处理后穴区CGRP mRNA表达量显著下降，与模型组比较有显著性差异；针刺组下降程度显著高于电针组，提示针刺方法和刺激量与 CGRP 表达呈现一定的量效关系。研究提示，针刺对免疫抑制大鼠有一定的治疗作用，其机制可能与针刺调节穴区神经肽的表达使局部 CGRP 表达下降相关。

曾荣华等[2]研究表明，针刺足三里能够调节脾虚证大鼠肠系膜淋巴结 T 淋巴细胞亚群的平衡，提高其肠道免疫功能，调整肠道消化功能紊乱状态，维持机体免疫耐受，调节机体免疫稳态。薛小卫等[3]研究表明，针刺足三里可通过降低海马组织免疫细胞因子 IgG1、IgG2a 的表达，抑制癫痫的发作，对脑组织起到保护作用；癫痫状态下，针刺足三里具有特异性表达 IgG2a 的作用。卜婉萍等[4]研究表明，针刺足三里对端粒酶基因敲除小鼠血清中的细胞因子白细胞介素 -6（IL-6）、趋化因子 γ 干扰素诱导蛋白 -10（IP-10）、单核细胞趋化蛋白 -1（MCP-1）、角蛋白趋化因子（KC）存在调节作用。

苏利强等[5]采用递增负荷致反复力竭运动大鼠模型，开展针刺足三里对大负荷运动大鼠 Th1/Th2 平衡的影响研究；结果表明，针刺足三里可以补益元气、调理气血、温中升阳、调理阴阳等，从整体上调控免疫平衡，纠正由于过度运动导致的 Th1/Th2 平衡向 Th2 漂移，并维持其平衡，增强机体抗疲劳的能力。张建杏等[6]研究发现，电针足三里对大腿切开并股骨离断术大鼠术后细胞免疫功能具有一定的保护作用，有利于术后恢复。

艾灸足三里同样具有增强机体免疫功能的作用。任超学等[7]以陕西省田径运动管理中心优秀女子 400m 运动员 12 名为研究对象，观察艾灸足三里对冬训期免疫机能的影响。运动员除每次训练完晚上做常规放松外，每日艾灸双侧足三里 20 分钟，每周艾灸 6 次，连续 10 周。结果表明，艾灸足三里可抑制运动训练引起的免疫功能下降，具有抗御病邪、维持机体生理平衡等双向调节作用。任超学[8]进一步研究表明，艾灸足三里可以抑制运动训练引起的体液免疫功能下降,促进免疫功能恢复,减少大负荷训练期运动员感染性疾病的发生,是一种经济实惠、对运动员无创伤的提高免疫功能的良好方法。薛海燕[9]观察了温和灸足三里对胃癌患者免疫功能的影响。将艾条一端点燃,对准应灸的腧穴部位,约距皮肤 2~3cm,进行熏烤,以患者感到局部温热、舒适无灼痛为宜,局部皮肤呈红晕为度,隔日灸 1 次,每穴每次灸 10~15 分钟,左右足三里交替灸治。治疗 6 个月,疗程结束。结果发现,治疗组 $CD3^+T$ 细胞、$CD4^+T$ 细胞和 NK 细胞均较对照组增加,提示温和灸足三里能提高胃癌患者体内调节系统的调节品质,增强胃癌患者的机体免疫力。

足三里穴位注射也显示比较明显的提高机体免疫功能作用。徐生贵等[10]研究显示,足三里穴位注射黄芪注射液能明显提高胃癌化疗患者血 $CD4^+$、$CD4^+/CD8^+$、IgM 值,有效改善患者免疫功能,提升其健康水平,且作用安全,值得推广应用。张炳茹等[11]研究亦表明,足三里注射黄芪液对改善慢性精神分裂症免疫低下作用明显。李琳等[12]以大鼠足三里加压注射干扰质粒 20µg,同时注射钙离子络合剂羧甲基壳聚糖溶液 20µl,1 次 /d,连续注射 15 天,发现两种经穴阻断途径同时进行可以明显降低大鼠的免疫功能,且钙离子和缝隙连接蛋白 43(Cx43)基因是经络活动的关键因素。

参 考 文 献

[1] 代巧妹,王美峤,颜培宇,等.针刺"足三里"对免疫抑制大鼠的作用及穴区 CGRP 表达影响的研究 [J].针灸临床杂志,2018,34(5):49-52.

[2] 曾荣华,周露,欧阳厚淦,等.针刺"足三里"穴对脾虚证模型大鼠肠系膜淋巴结 T 淋巴细胞亚群的影响 [J].中国组织工程研究,2018,22(4):576-581.

[3] 薛小卫,黄银兰,刘倩,等.针刺足三里穴对癫痫大鼠免疫细胞因子

IgG1、IgG2a 表达的影响研究 [J]. 时珍国医国药, 2018, 29（2）: 483-485.

[4] 卜婉萍, 杨晓婷, 林燊, 等. 针刺足三里对端粒酶基因敲除小鼠免疫细胞因子表达影响的研究 [J]. 江西中医药大学学报, 2018, 30（4）: 56-58, 64.

[5] 苏利强, 张玮, 赵广高, 等. 针刺足三里对大负荷运动大鼠 Th1/Th2 平衡的影响研究 [J]. 江西中医药, 2012, 43（6）: 34-37.

[6] 张建杏, 王研, 郭远波, 等. 电针足三里穴对大鼠手术后 T 淋巴细胞免疫功能的影响 [J]. 南方医科大学学报, 2018, 38（11）: 1384-1388.

[7] 任超学, 张葆欣, 高新友. 艾灸足三里对女子 400m 运动员冬训期免疫机能的影响 [J]. 北京体育大学学报, 2012, 35（9）: 74-77.

[8] 任超学. 艾灸足三里对女子田径运动员体液免疫机能影响的实验研究 [J]. 西部医学, 2012, 24（9）: 1674-1676, 1682.

[9] 薛海燕. 温和灸足三里对胃癌患者免疫功能的影响 [J]. 上海护理, 2013, 13（5）: 29-32.

[10] 徐生贵, 孙俊山. 足三里穴位注射黄芪注射液对胃癌化疗患者免疫功能的效果影响 [J]. 辽宁中医药大学学报, 2016, 18（7）: 189-191.

[11] 张炳茹, 张晓斌, 程立新, 等. 足三里注射黄芪液对精神分裂症 T 淋巴细胞亚群及免疫球蛋白的影响 [J]. 中国民康医学（上半月）, 2006, 18（9）: 728-731.

[12] 李琳, 金昌洙, 谢书阳. 联合阻断足三里穴对大鼠免疫功能影响的实验研究 [J]. 中华中医药学刊, 2014, 32（12）: 2910-2912.

针灸足三里调节神经系统功能的研究现状

薛小卫等[1]研究表明, 针刺足三里可通过降低癫痫大鼠海马组织瘦素（leptin）、RANTES[由正常 T 细胞表达和分泌的活性调节蛋白, 属于半胱氨酸 - 半胱氨酸（Cys-Cys, CC）类趋化因子, 与相应受体结合具有趋化白细胞的活性] 的表达, 促进癫痫大鼠功能的恢复, 起到抑制癫痫的作用; 癫痫状态下, 针刺足

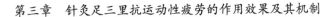

三里能够促进大鼠海马组织 RANTES 特异性表达。薛小卫等[2]的研究还表明,针刺足三里可通过降低海马组织免疫细胞因子 IgG1、IgG2a 的表达,抑制癫痫的发作,对脑组织起到保护作用;癫痫状态下,针刺足三里具有特异性表达 IgG2a 的作用。

梁宜等[3]采用跑台运动建立急性运动性疲劳大鼠模型,观察电针预防大鼠运动性疲劳及其对脑内 5-HT 分解代谢的影响。跑台坡度 5°,分别以 15m/min、20m/min、24m/min 的速度各运动 10 分钟,1 次 /d,连续 5 天;第 6 天,所有运动大鼠完成 15m/min × 10 分钟、20m/min × 10 分钟、24m/min × 60 分钟的运动负荷。在运动前选取双侧大鼠足三里进行电针治疗 30 分钟,1 次 /d,连续 6 天,治疗参数为连续波、2Hz、5mA。在末次运动后即刻和 3 小时分批处死大鼠。结果发现,运动后即刻,电针可下调疲劳大鼠血浆乳酸水平、显著降低海马 5-HT 和 5- 羟吲哚乙酸(5-HIAA)含量;运动后 3 小时,电针显著降低血浆乳酸(LAC)水平以及海马、下丘脑 5-HT 和 5-HIAA 含量。研究提示,降低海马、下丘脑 5-HT 水平并促进其代谢可能是电针预防运动性疲劳和促进疲劳恢复的中枢机制之一。

谭新莉等[4]采用游泳方式复制运动力竭大鼠,研究电针足三里对大鼠 HPA 轴和海马脑源性神经营养因子作用机制,发现电针足三里治疗可使运动后动物下丘脑促肾上腺皮质激素释放因子(CRF)、肾上腺和血清皮质酮(CORT)含量,以及海马脑源性神经营养因子(BDNF)阳性细胞的表达显著下降;提示电针可明显改善运动力竭模型大鼠下丘脑 - 垂体 - 肾上腺轴(HPA)和海马 BDNF,对大鼠运动疲劳有良性调整作用。李翀等[5]研究表明,电针足三里可降低快速老化痴呆鼠(SAMP8)脑部β- 淀粉样肽前体蛋白(APP)及 β- 淀粉样肽(AB)蛋白的表达水平,从而抑制老年斑及神经原纤维缠结形成,改善痴呆鼠的智能状态,这可能是针刺足三里改善阿尔茨海默病(AD)的重要机制。曾瑞峰等[6]研究表明,早期应用电针针刺足三里能改善复苏后患者神经功能和预后,尤其对非心源性心脏骤停的复苏后综合征(PRS)患者,疗效更佳。向安峰等[7]研究表明,健康受试者足三里针刺后引出的中枢响应确有不同属性,其相对广谱性与特异性表现为效应脑区定位的差别和相应的自发性脑神经活动的同步性水平差异两方面。高巍等[8]研究表明,电针刺激足三里在调控胃肠功能的同时可使脑垂体中合成和释放P物质(SP)、血管活性肠肽(VIP)、β-内啡肽(β-EP)增多,从而使外周血中多种脑肠肽的含量发生变化,提示针刺足三里可对神经内分泌系统产生调节作用。高巍等[9]进一步研究表明,电针刺激足三里可提高正常大鼠和免疫抑制大鼠的细胞免疫功能和红细胞免疫黏附功能,同时,脑垂体和外周血中P物质放免活性(ir-SP)和血管活性肠肽放免活性(ir-VIP)的含量也明显升高,从而提示针刺治疗可以提高机体免疫力,其机制可能与相应脑肠肽的合成和释放增多有关,并通过这些免疫递质对神经-内分泌-免疫调节网络发挥作用。牛文民等[10]亦认为,针灸刺激足三里对机体生理病理的广泛影响与调节神经内分泌免疫网络功能密不可分。

参 考 文 献

[1] 薛小卫,黄银兰,刘倩,等. 针刺足三里穴对癫痫大鼠海马组织 Leptin、RANTES 表达的影响研究[J]. 辽宁中医杂志,2018,45(4):838-841.

[2] 薛小卫,黄银兰,刘倩,等. 针刺足三里穴对癫痫大鼠免疫细胞因子 IgG1、IgG2a 表达的影响研究[J]. 时珍国医国药,2018,29(2):483-485.

[3] 梁宜,汪存信,邵晓梅,等. 电针预防大鼠运动性疲劳及其对脑内 5-HT 分解代谢的影响[J]. 江苏中医药,2009,41(11):67-68.

[4] 谭新莉,孙钢,胡惕,等. 电针足三里对大鼠 HPA 轴和海马脑源性神经营养因子作用机制[J]. 北京体育大学学报,2011,34(6):57-59.

[5] 李翀,吕艳,李谈. 电针足三里干预快速老化痴呆鼠大脑 APP 及 AB 蛋

白表达的实验研究 [J]. 中华中医药学刊, 2010, 28(10): 2221-2223.

[6] 曾瑞峰, 丁邦晗, 赖芳, 等. 电针针刺足三里治疗复苏后综合征患者的临床研究 [J]. 中国中医急症, 2018, 27(9): 1560-1563, 1566.

[7] 向安峰, 刘会, 刘胜, 等. 基于自发性脑神经活动的足三里针刺效应分析 [J]. 针刺研究, 2019, 44(1): 66-70.

[8] 高巍, 黄裕新, 陈洪, 等. 电针足三里对大鼠垂体和外周血中脑肠肽含量的影响 [J]. 第四军医大学学报, 2001, 22(22): 2023-2025.

[9] 高巍, 黄裕新, 陈洪, 等. 电针"足三里"对大鼠脑肠肽含量的影响及其对免疫系统的调控作用 [J]. 针刺研究, 2002, 27(1): 50-55.

[10] 牛文民, 牛晓梅, 雷政权, 等. 针灸足三里穴对神经内分泌免疫网络系统的影响 [J]. 陕西中医学院学报, 2014, 37(2): 101-103.

针灸足三里对功能性消化不良等消化系统疾病的研究现状

　　足三里为足阳明胃经的合穴, 胃的下合穴, 因此针灸足三里对消化系统的作用广泛, 尤其是针对功能性消化不良的研究也较多。张晓英[1] 的临床研究表明, 足三里治疗能有效改善消化系统疾病患者临床症状, 缓解病情, 适用于大部分消化系统疾病的治疗; 足三里治疗无副作用, 具有较强的安全性、可靠性, 使用方便, 值得在临床上推广使用。徐建军等[2] 研究表明, 电针能提高功能性消化不良(FD)大鼠胃电波平均波峰绝对值及放电频率, 提示电针足三里对 FD 大鼠胃动力有促进作用。康朝霞等[3] 采用夹尾刺激配合不规则饮食的复合造模方法制备 FD 大鼠模型, 并进行电针足三里干预 10 天, 结果表明, 电针干预可下调 FD 模型大鼠胃组织丝裂原活化蛋白激酶(MEK)、细胞信号调节激酶 1/2(ERK1/2)、磷酸化细胞外信号调节激酶(p-MEK)、磷酸化细胞信号调节激酶 1/2(p-ERK1/2)蛋白表达水平。王计雨等[4] 研究表明, 电针干预治疗 FD 的

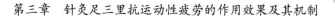

机制可能与其上调跨膜酪氨酸激酶受体蛋白（c-Kit）和连接蛋白 43（Cx43），修复受损的胃肠道的起搏细胞和信号传导细胞 -Cajal 间质细胞（ICCs）结构，恢复其起搏器和传导神经递质的功能有关。王计雨等[5]进一步研究表明，电针足三里可能是通过调节干细胞因子（SCF）、酪氨酸激酶受体（c-Kit）蛋白含量与 c-Kit mRNA 表达，调控 SCF/c-Kit 信号通路，从而增加 Cajal 间质细胞的数量和修复受损的网状结构，达到改善 Cajal 间质细胞网状结构功能的目的。胡伟等[6]研究表明，针刺足三里能激活 FD 患者的边缘区、下丘脑和海马等脑功能区，进而通过神经体液调节，促进胃肠道激素的分泌，达到对 FD 的治疗作用。

李丹等[7]研究得出，艾灸 FD 患者足三里的中枢作用机制可能为：①通过抑制左小脑、左颞极、左颞中回、左枕叶中部的活动来降低内脏敏感性；②通过抑制前额叶、中央前皮质、颞中回、颞上回、右小脑脚、海马、包括壳核在内的基底节区的活动来抑制内脏感受的传导，提高 FD 患者对疼痛、饱胀等感觉的阈值。负激活左枕叶中部、小脑等脑区可能为艾灸 FD 患者足三里即时效应的中枢响应特征。负激活壳核、前额叶右额中回、颞叶中的左颞极、右小脑脚、左颞中回、右中央前回可能为艾灸 FD 患者足三里停灸后 10 分钟内的延后效应的中枢响应特征。

张学昇等[8]研究表明，FD 患者采纳足三里穴位按摩治疗，餐后饱胀、上腹不适等症状明显减轻，胃肠道功能显著改善，安全有效，值得推广。丁妍怡等[9]检索发现，2008—2018 年，万方数据知识服务平台上有 140 篇文献，中国知网上有 84 篇文献，是关于利用足三里来治疗功能性消化不良的，且相应治疗方法的疗效均较为显著。针刺、艾灸、穴位注射、推拿足三里均可有效治疗功能性消化不良，治疗过程中如配上其他相关穴位或综合进行治疗，效果更佳。

参 考 文 献

[1] 张晓英. 足三里穴在消化系统中的临床应用 [J]. 内蒙古中医药, 2013, 32（23）: 33.

[2] 徐建军, 羊燕群, 潘锋, 等. 针刺对功能性消化不良大鼠胃电波影响的实验研究 [J]. 浙江中西医结合杂志, 2014, 24（4）: 306-307.

[3] 康朝霞, 徐派的, 唐雷, 等. 电针对功能性消化不良大鼠 MEK-ERK1/2 信号通路的影响 [J]. 中国中医急症, 2018, 27（12）: 2079-2081, 2085.

[4] 王计雨, 康朝霞, 韩永丽, 等. 电针足三里对功能性消化不良大鼠胃窦组织跨膜酪氨酸激酶受体蛋白和连接蛋白 43 的影响 [J]. 湖北中医药大学学报, 2018, 20（4）: 11-14.

[5] 王计雨, 康朝霞, 韩永丽, 等. 电针足三里调控 SCF/c-Kit 信号通路对功能性消化不良大鼠胃窦组织肌内 Cajal 间质细胞的作用 [J]. 湖北中医杂志, 2019, 41（4）: 3-8.

[6] 胡伟, 张蔚, 杨健, 等. 针刺足三里对功能性消化不良患者脑功能成像与胃泌素的影响 [J]. 武汉大学学报（医学版）, 2014, 35（5）: 740-743.

[7] 李丹, 邹逸凡, 刘灿, 等. 温和灸功能性消化不良患者足三里的中枢即刻响应特征 [J]. 成都中医药大学学报, 2018, 41（1）: 50-54.

[8] 张学昇, 许传勤, 陈罗娣, 等. 足三里穴位按摩治疗功能性消化不良的临床效果 [J]. 中国当代医药, 2019, 26（1）: 197-199, 203.

[9] 丁妍怡, 邱继文. 足三里穴治疗功能性消化不良的疗效及机理探究 [J]. 当代医学, 2018, 24（22）: 184-186.

针灸足三里对睾酮等内分泌激素影响的研究现状

孔天翰等[1]研究表明, 电针足三里对成年雄性大鼠血浆睾酮、双氢睾酮含量的升高具有明显促进作用。在电针过程中, 睾丸对睾酮升高起主要作用, 而肾上腺的存在对睾酮的含量亦有部分影响。王昕等[2]研究表明, 针刺足三里可使脾虚大鼠血清

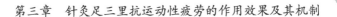

中睾酮(T)、雌二醇(E_2)的含量及 T/E_2 比值升高,明显高于脾虚造模组,提示针刺足三里治疗脾虚大鼠后,对内分泌代谢具有调节作用,性激素接近正常水平,使大鼠体质得以恢复。黎文献等[3]研究表明,大多数受试者针刺后血浆皮质醇水平明显升高,且针感传导与血浆皮质醇水平变化有一定的关系:Ⅰ级针感传导(沉重、胀热、感觉透过 2 个关节)血浆皮质醇水平升高所占比例最高,Ⅱ级针感传导(感觉透过 1 个关节)次之,Ⅲ级针感传导(感觉限于局部)再次之。李红等[4]研究表明,艾灸足三里能改善训练小鼠整体健康状况,提高小鼠游泳耐力和血红蛋白(Hb)、血清睾酮(T)与皮质醇(C)比值,以及降低运动小鼠血清皮质醇(C)水平;提示艾灸足三里能提高小鼠运动能力,以及改善内分泌功能。

参 考 文 献

[1] 孔天翰,范天生,楚宪襄,等. 针刺"足三里"对大鼠血浆睾酮、双氢睾酮含量的影响[J]. 河南医科大学学报,1991,26(1):10-13.

[2] 王昕,赵明亮,吉长福,等. 针刺"足三里"穴对脾虚证大鼠血清中睾酮和雌二醇水平的影响[J]. 针刺研究,2011,36(4):268-271.

[3] 黎文献,杜瑚,林炳流,等. 用疾徐补泻法针刺足三里前后血浆皮质醇的变化[J]. 中国针灸,1983(1):21-22.

[4] 李红,朱梅菊,高顺生. 艾灸足三里穴对运动小鼠内分泌功能的影响[J]. 体育学刊,2003,10(6):59-60.

第二节　针灸足三里抗运动性疲劳的作用效果及其机制

前述研究表明,针灸足三里在抗疲劳、对骨骼肌的影响、抗贫血、提高免疫功能、调节神经系统功能、对功能性消化不良等消化系统疾病的治疗和对睾酮等内分泌激素的影响等方面有较明显的作用。多年来，本课题组成员对针灸足三里抗运动性疲劳的作用效果及其机制进行了一系列研究，现总结如下。

针刺足三里对运动小鼠红细胞形态、
血红蛋白浓度的影响[8]

近年研究表明，针刺足三里具有明显的抗运动性疲劳和提高机体运动能力的作用[1]。为充分揭示其作用机制，本文以小鼠游泳训练模型进一步观察针刺足三里对运动小鼠红细胞形态、血红蛋白含量的影响，旨在为运用针刺足三里抗疲劳和提高运动成绩提供充分的实验依据。

（一）材料与方法

1. 实验动物　昆明种健康雄性小鼠 60 只，2 月龄，体重（ 19.87 ± 1.68 ）g，由广东医学院实验动物中心提供。

2. 动物分组与处理　实验动物适应性喂养 2 天后，随机分为 4 组，即正常组、运动组、运动 + 针刺组（简称针刺组）、运动 + 假针刺组（简称假针刺组），每组 15 只。除正常组外，其余 3 组小鼠每天分别进行无负重游泳。游泳时间：第 1、2 周每天 30 分钟，第 3 周每天 60 分钟，第 4 周每天 90 分钟 [水温（ 29 ± 1 ）℃，水深 40cm 左右]，连续游泳训练 28 天。针刺组小鼠每次游泳结束后 1 小时将动物俯卧固定在木板上，以 32 号 0.5 寸毫针针刺小鼠膝关节外侧腓骨头下 3.5mm "足三里" 穴[2]，直刺 3.5mm，持续捻转 2 分钟，留针 3 分钟，每日 1 次，共持续 28 天。假针刺组每次游泳结束后 1 小时将动物俯卧固定在木板上 5 分钟，与针刺组程序相同，但不做任何治疗。第 29 天，各组动物进行力竭性游泳，记录游泳时间。力竭标准为动物下沉后 10 秒

---

[8] 相关内容参见：朱梅菊、屈菊兰、李红. 针刺足三里穴对运动小鼠红细胞形态、血红蛋白浓度的影响[J]. 广州体育学院学报，2004，24（1）：31-32，41.

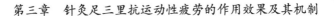

不露出水面。力竭小鼠休息 30 分钟后，木板固定，心脏采血。

3. 红细胞扫描电镜标本的制备　将肝素抗凝血以 1 500r/min 离心 10 分钟，弃上清，加入 0.86%Nacl 溶液洗涤，离心，弃上清，共 3 次。2.5% 戊二醛溶液固定，乙醇梯度脱水，滴台，CO_2 临界点干燥，E-1010 离子溅射仪喷金，在 PHILIPS XL30-EDAX 扫描电子显微镜下进行红细胞形态观察，每个样本观察 1 000 个 RBC。参照潘力等[3] 报道的 RBC 形态分类方法，观察 RBC 的形态，计算畸形 RBC 数。

4. 血红蛋白（Hemoglobin, Hb）浓度的测定　用法国 ABX MICROS 全自动血细胞分析仪测定全血 Hb 浓度。

5. 统计学处理　畸形红细胞百分率（红细胞畸形率）的比较采用 χ^2 检验，Hb 浓度比较用方差分析，用 SPSS 统计软件包进行统计学处理。

（二）结果

1. 针刺足三里对运动小鼠红细胞形态的影响

（1）各组小鼠红细胞（RBC）畸形率的比较：运动组小鼠红细胞畸形率显著高于其余 3 组，均 $P < 0.01$；针刺组小鼠红细胞畸形率高于正常组和假针刺组，均 $P < 0.01$；正常组与假针刺组比较，差异无显著性，$P < 0.05$（表 3-1）。提示针刺足三里能显著降低大强度训练小鼠红细胞畸形率。

表 3-1　各组小鼠 RBC 畸形率、Hb 浓度比较（$\overline{X} \pm SD$）

组别	n	RBC 畸形率（%）	Hb（g/L）
正常组	11	24.67 ± 8.87[※※ △△]	108.15 ± 19.63[※※]
运动组	10	84.37 ± 12.40	64.15 ± 9.63
针刺组	12	40.69 ± 9.87[※※]	101.60 ± 12.95[※※]
假针刺组	11	25.98 ± 9.67[※※ △△]	108.65 ± 21.53[※※]

注：[※※]$P < 0.01$，与运动组比较；[△△]$P < 0.01$，与针刺组比较。

（2）各组小鼠红细胞形态的扫描电镜观察：正常组和假针刺组小鼠红细胞呈双凹圆盘形，表面光滑规整，畸形红细胞较少，见图3-1、图3-2、图3-5和图3-6。运动组小鼠畸形红细胞显著增多，以棘形红细胞为主，见图3-3和图3-7。针刺组小鼠畸形红细胞明显降低，见图3-4和图3-8。

2. 针刺足三里对运动小鼠Hb浓度的影响 运动组小鼠Hb浓度显著低于其余3组，均$P < 0.01$；针刺组、正常组和假针刺组小鼠Hb浓度差异无显著性，见表3-1。提示针刺足三里能明显提高运动小鼠的Hb浓度。

（三）讨论

红细胞处于正常形态是实现其正常功能的必要条件。本

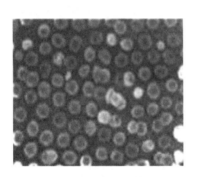

图3-1 正常组 ×2000

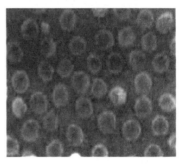

图3-2 假针刺组 ×2000

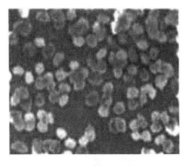

图3-3 运动组 ×2000

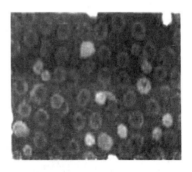

图3-4 针刺组 ×2000

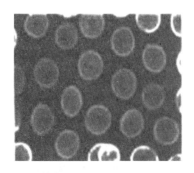

图 3-5　正常组　×4000

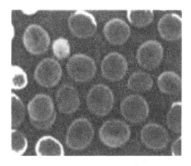

图 3-6　假针刺组　×4000

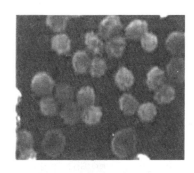

图 3-7　运动组　×4000

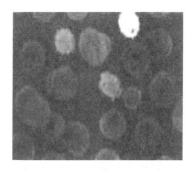

图 3-8　针刺组　×4000

研究结果表明，运动组小鼠红细胞畸形率显著高于正常组（$P < 0.01$），提示长时间大强度训练可引起机体畸形红细胞显著增多。而红细胞形态的异常，一方面影响其携氧功能，导致运动能力的下降；另一方面也会影响其变形能力，导致微循环障碍，是运动性疲劳发生的重要原因之一；而且还会影响其流变性，易在网状内皮系统滞留而被破坏，是运动性贫血发生的重要原因[4]。本研究结果亦显示，运动组小鼠红细胞畸形率显著高于正常组，而 Hb 浓度显著低于正常组，揭示红细胞破坏增多是导致长时间大强度训练小鼠 Hb 浓度下降的主要原因[5]，而 Hb 含量是反映机体功能和综合营养状况的一个指标，对于许多项目特别是耐力性项目来说，Hb 是影响运动能力的一个

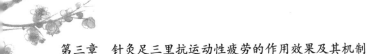

重要因素。本研究结果表明,针刺组小鼠红细胞畸形率显著低于运动组,Hb浓度显著高于运动组,提示针刺足三里能明显降低运动小鼠红细胞畸形率,提高Hb浓度,因而显示出较明显的提高机体运动能力和抗运动性疲劳作用。体重下降、食欲降低、活动减少是长时间大强度训练小鼠的三大主症,根据中医理论,当为过劳损伤脾气,脾气亏虚所致,而脾气亏虚,气不生血,日久则形成气血两虚证,故运动小鼠实验后期除上述三大主症更加明显外,常见口唇淡白及血中Hb浓度降低等血虚证体征。足三里为足阳明胃经之合穴,"疗五劳羸瘦,七伤虚乏"(《针灸资生经》),为强壮保健要穴之一。早在金元时期,李杲就提倡"当从胃合三里穴中推而扬之,以伸元气"。脾为后天之本,气血生化之源。针刺足三里具有明显降低运动小鼠红细胞畸形率、提高Hb浓度的作用。

参 考 文 献

[1] 朱梅菊,高顺生,李红,等. 针刺足三里穴对运动小鼠体内自由基代谢的影响[J]. 中国运动医学杂志,2001,20(3):263-265.

[2] 李辞蓉,华兴邦,宋大鲁. 小鼠常用针灸穴位[J]. 实验动物与动物实验,1992(2):85-87.

[3] 潘力,崔新明,崔丽,等. 高脂血症大鼠红细胞扫描电镜观察[J]. 白求恩医科大学学报,2001,27(2):124-126.

[4] 陈筱春,文质君,屈菊兰,等. 大鼠跑台连续疲劳运动后网织红细胞计数、血浆游离血红蛋白测定和红细胞形态的扫描电镜观察[J]. 体育科学,2002,22(2):108-111.

[5] Neumayr G, Pfister R, Mitterbauer G, et al. Short-term effects of prolonged strenuous endurance exercise on the level of haematocrit in amateur cyclists[J]. Int J Sports Med, 2002, 23(3):158-161.

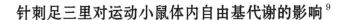

针刺足三里对运动小鼠体内自由基代谢的影响 [9]

运动性疲劳的防治一直是运动医学界研究的热点,而目前的研究主要集中在运动性疲劳发生机制的深入研究和运用中草药防治运动性疲劳,有关针刺抗疲劳的实验研究尚少。诸多研究证实,剧烈运动可促使活性氧的产生,体内脂质过氧化增强,MDA 水平升高而导致运动能力下降,产生运动性疲劳[1]。近年的研究表明,针灸抗氧化的临床和实验研究取得了一定成果[2],为此我们通过采用小鼠游泳训练模型,观察针刺足三里在提高小鼠运动能力、防治运动性疲劳、纠正体内自由基代谢失衡等方面的作用。

(一)材料与方法

1. **实验动物**　昆明种健康雄性小鼠,75 只,2 月龄,体重(20±1.81)g,由广东医学院实验动物中心提供。

2. **实验方法**　实验动物适应性喂养 3 天后,按完全随机法分为正常组(Ⅰ)、正常+针刺组(Ⅱ)、运动组(Ⅲ)、运动+针刺组(Ⅳ)和运动+假针刺组(Ⅴ)。其中,Ⅰ和Ⅱ组不进行任何运动,其余各组每天进行无负重游泳 30 分钟[水温(29±1)℃,水深 40cm 左右]。连续游泳训练 20 天。Ⅱ和Ⅳ组行针刺治疗,将小鼠俯卧固定在木板上,以 32 号 0.5 寸毫针针刺小鼠膝关节外侧腓骨头下 3.5mm 处的足三里[3],直刺 3.5mm,持续捻转 2 分钟,留针 3 分钟,每日 1 次,共持续 20 天。Ⅴ组每次针刺前将动物在木板上俯卧固定 5 分钟,与Ⅱ和Ⅳ组的程序相同,但不做治疗。Ⅳ和Ⅴ组先进行针刺与假针刺治疗,然后进行游泳训练。第 21 天,各组动物进行力竭游泳,记录游泳时间。力竭标

9 相关内容参见:朱梅菊,高顺生,李红,等. 针刺足三里穴对运动小鼠体内自由基代谢的影响[J]. 中国运动医学杂志,2001,20(3):263-265.

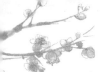

准为动物下沉后 10 秒不露出水面。力竭小鼠休息 30 分钟后称重，眼眶采血，肝素抗凝，取小鼠后肢肌肉、肝脏、心脏，冰浴下制备组织匀浆，测定血浆及组织匀浆的各项生化指标。

超氧化物歧化酶（SOD）测定采用黄嘌呤氧化酶法，丙二醛（MDA）测定采用 TBA 比色法，GSH-Px 测定采用 DTNB 法。试剂盒均购自南京建成生物工程有限公司。

3. 统计学处理　两组计量资料属正态分布者用 t 检验，不符合正态分布者用 t' 检验。多组计量资料用方差分析，方差不齐采用非参数统计。全部统计通过 SPSS 统计软件完成。

（二）结果

1. 针刺足三里对小鼠一般健康状况的影响　运动组和运动＋假针刺组小鼠从第 2 周起食欲下降、体重增长缓慢，第 3 周起体重负增长、体瘦、毛松、神疲乏力等疲劳症状日渐明显。运动＋针刺组小鼠食欲良好，体重持续均衡增长，毛发光泽，健康活泼。与正常组比较，运动＋针刺组小鼠实验前、3 周前及 3 周后体重差异无显著性，均 $P > 0.05$。见表 3-2。

表 3-2　小鼠体重的变化（$\bar{X} \pm S$, g）

组别	实验前		3 周前		3 周后	
	n	体重	n	体重	n	体重
Ⅰ	15	20.01 ± 1.70	15	$26.19 \pm 0.53^{\triangle\triangle}$	15	$29.13 \pm 0.69^{*}$
Ⅱ	15	19.63 ± 2.10	15	$26.59 \pm 0.21^{\triangle\triangle}$	15	$29.98 \pm 0.36^{*}$
Ⅲ	15	19.83 ± 1.78	15	$23.13 \pm 0.59^{\triangle}$	13	$30.68 \pm 0.98^{*}$
Ⅳ	15	20.53 ± 1.65	14	$26.98 \pm 0.79^{\triangle\triangle}$	14	$30.68 \pm 0.79^{*}$
Ⅴ	15	20.98 ± 1.34	15	$23.58 \pm 0.38^{\triangle}$	12	$20.39 \pm 0.57^{*}$

注：$^{\triangle}P < 0.05$，$^{\triangle\triangle}P < 0.01$，每组 3 周前与实验前比较；$^{*}P < 0.05$，每组 3 周后与 3 周前比较。Ⅴ组小鼠在第 2 周游泳训练时溺死 1 只，Ⅲ组及Ⅳ组小鼠在第 3 周游泳训练时分别溺死 2 只、3 只。

2. 针刺足三里对小鼠游泳耐力的影响 运动组和运动 + 假针刺组力竭游泳时间显著短于运动 + 针刺组,均 $P < 0.01$; 正常对照组与针刺组力竭游泳时间差异无显著性,$P > 0.05$; 运动 + 针刺组小鼠力竭游泳时间与正常对照组比较,有延长趋势,但无显著性差异,$P > 0.05$。见表3-3。提示针刺足三里能明显提高运动小鼠的游泳耐力。

表3-3 各组小鼠游泳耐力比较($\bar{X} \pm S$, min)

组别	n	力竭游泳时间
Ⅰ	15	248.90 ± 85.75
Ⅱ	15	250.13 ± 71.65
Ⅲ	13	173.67 ± 72.63 [△△]
Ⅳ	14	282.59 ± 91.83
Ⅴ	12	173.87 ± 72.43 [△△]

注: [△△] $P < 0.01$,Ⅳ组分别与Ⅲ、Ⅴ组比较。

3. 针刺足三里对小鼠体内自由基代谢的影响 运动组(Ⅲ)小鼠体内 SOD、GSH-Px 活性低于正常组($P < 0.01$ 或 $P < 0.05$),MDA 含量高于正常组($P < 0.05$ 或 $P < 0.01$)。运动 + 针刺组(Ⅳ)小鼠体内 SOD、GSH-Px 活性高于运动组(Ⅱ)和运动 + 假针刺组(Ⅴ)($P < 0.01$ 或 $P < 0.05$);而 MDA 含量低于运动组(Ⅲ)和运动 + 假针刺组(Ⅴ)(均 $P < 0.01$);与正常组(Ⅰ)比较,运动 + 针刺组(Ⅳ)小鼠体内 SOD、GSH-Px 活性和 MDA 含量无显著性差异(均 $P > 0.05$)。见表3-4、表3-5。提示针刺足三里能较明显改善运动小鼠体内自由基代谢状态。

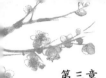

表 3-4　小鼠体内 SOD、GSH-Px 活性的变化（$\bar{x} \pm S$）

组别	n	血		肝		肌肉	
		SOD(nU/ml)	GSH-Px(U/ml)	SOD(nU/ml)	GSH-Px(U/ml)	SOD(nU/ml)	GSH-Px(U/ml)
I	15	327.63±97.23	25.18±4.18	343.58±119.76	1 319.00±156.43	345.98±89.72	391.58±185.13
II	15	328.16±91.56	24.98±5.10	345.63±121.86	1 310.89±181.56	359.63±78.15	389.13±103.58
III	13	285.43±96.75△*	19.83±3.65△△※	290.13±79.43△*	1 084.00±126.00△※	304.83±70.60△△※	319.00±78.53△△※
IV	14	313.86±105.43	28.13±6.15	323.58±103.57	1 386.09±213.89	358.91±86.76	398.56±98.13
V	12	287.63±89.56	18.93±5.56△△	291.63±81.56△	1 089.96±125.06	310.13±54.18△△	316.09±101.53△△

表 3-5　小鼠体内 MDA 含量的变化（$\bar{x} \pm S$, nmol/ml）

组别	n	血	肝	肌肉
I	15	24.73±5.63	39.18±12.63	40.86±10.53
II	15	23.98±6.89	38.98±13.89	41.53±11.58
III	13	30.67±7.89△△※	53.91±28.93△△※	58.65±15.13△△※
IV	14	23.64±5.89	39.13±10.89	41.89±12.91
V	12	31.07±4.53△△	52.89±29.13△△	59.13±18.03△△

注：△$P<0.05$，△△$P<0.01$，IV组分别与III、V组比较；*$P<0.05$，***$P<0.01$，III与I组比较。

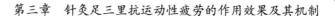

（三）讨论

运动性疲劳属于中医"虚损"范畴。《杂病广要·内因类·虚劳》云："劳动不息则形虚。"其病因病机主要与精气耗伤有关。《景岳全书》云："凡虚损之由……无非酒色、劳倦、七情、饮食所致，故或先伤其气，气伤必及于精。"脾为后天之本，气血生化之源，乃精气升降、出入的枢纽。脾气耗伤，则全身精疲力竭。故补脾益气法是防治运动性疲劳的主要治法之一[4]，但目前的研究主要集中在补脾益气之中草药，有关针刺抗疲劳的实验研究尚少。足三里为足阳明胃经之合穴，是对胃腑有直接作用的腧穴。早在金元时期，李杲就提倡"当从胃合三里穴中推而扬之，以伸元气"，认为刺激足三里能起到补益脾胃元气之功，故此，足三里历来就被推崇为健脾补虚培元之要穴。从本实验研究结果来看，运动组小鼠从第3周起，体重负增长、体瘦、神疲乏力、食欲明显下降、毛发稀疏等脾气亏虚表现日趋明显，而运动+针刺组小鼠上述脾气亏虚表现不明显。运动组小鼠力竭游泳时间明显短于运动+针刺组，提示针刺足三里可预防运动小鼠脾气亏虚症状的发生，从而提高机体运动能力，防治运动性疲劳。SOD、GSH-Px和MDA是反映机体氧自由基代谢的主要指标。本实验研究结果显示，运动组小鼠体内SOD、GSH-Px活性低于正常对照组，而MDA含量高于正常组，提示机体抗氧化酶活性降低，脂质过氧化加强是导致运动性疲劳的主要原因之一。近年的文献资料表明，健脾益气法可以改善脾虚机体自由基相关代谢状况[5,6]。本实验研究结果显示，运动+针刺组小鼠体内SOD、GSH-Px活性显著高于运动组，MDA含量低于运动组，提示针刺足三里能明显提高力竭小鼠体内抗氧化酶活性，降低体内增强的脂质过氧化反应，从而保护细胞免受运动性损伤，因此针刺足三里具有提高小鼠运动能力、延缓运动性疲劳发生的作用。有关针刺足三里抗疲劳的分子机制有待进一步研究。

参 考 文 献

[1] EJ Harris, R Booth, MB Cooper. The effect of superoxide generation on the ability of mitochondria to take up and retain Ca^{2+}[J]. FEBS Lett, 1982, 146（2）: 267-272.

[2] 刘一凡. 针灸抗氧化临床及实验研究进展 [J]. 中国针灸, 1999（2）: 124-127.

[3] 李辞蓉, 华兴邦, 宋大鲁. 小鼠常用针灸穴位 [J]. 实验动物与动物实验, 1992（2）: 85-87.

[4] 郭振球. 运动性疲劳的机理及其复健过程探讨 [J]. 辽宁中医杂志, 1994, 21（7）: 294-295.

[5] 刘健, 刘春丽, 李平. 110 例老年脾虚证的临床研究 [J]. 安徽中医学院学报, 1996, 15（4）: 17-20.

[6] 张麟贵, 杨启清. 脾肾虚与超氧化物歧化酶关系探讨 [J]. 福建中医学院学报, 1994, 4（1）: 13-14.

针灸足三里对小鼠运动能力及部分免疫指标的影响 [10]

研究表明, 过度训练会引起机体免疫功能下降[1, 2]。各种病原微生物可能会乘虚而入, 引起机体各种亚临床和临床感染, 制约了机体运动能力的发展。因此, 寻找有效的方法防治过度训练引起的机体免疫功能下降, 意义重大。前述研究表明, 针刺足三里能有效提高机体的运动能力, 但针灸足三里对运动小鼠的运动能力及免疫功能的影响, 报道较少。鉴此, 我

---

[10] 相关内容参见: 李红, 朱梅菊, 高顺生. 针灸足三里穴对小鼠运动能力及部分免疫指标的影响 [J]. 中国运动医学杂志, 2004, 23（1）: 42-45.

们通过采用小鼠游泳训练模型，观察针灸足三里在提高小鼠运动能力、纠正运动小鼠神经 - 内分泌 - 免疫调节紊乱等方面的作用，以期为针灸在体育训练和运动保健中的实际应用提供实验依据。

（一）材料与方法

1. 动物及分组　昆明种健康雄性小鼠 50 只，2 月龄，体重（19.28 ± 1.12）g，由广东医学院实验动物中心提供。实验动物适应性喂养 2 天后，随机分为 4 组，每组 12 只。具体分组如下：正常对照组、运动组、运动 + 针刺组和运动 + 艾灸组。

2. 实验方法

（1）运动方式：运动组、运动 + 针刺组、运动 + 艾灸组在第 1 至第 2 周每天进行无负重游泳 30 分钟（水温 29℃，水深 40cm 左右），于第 3 周每天游泳 60 分钟，于第 4 周每天游泳 90 分钟。

（2）治疗方法：每天游泳训练结束 1 小时左右，运动 + 针刺组、运动 + 艾灸组分别进行针刺与艾灸治疗。方法是将小鼠俯卧于小鼠固定器上，在小鼠膝关节外侧腓骨头下 3.5mm “足三里”穴[3]处剃毛，运动 + 针刺组在消毒后以 32 号 0.5 寸毫针直刺 3.5mm，持续捻转 2 分钟，平补平泻手法，然后留针 3 分钟；运动 + 艾灸组则用医用凡士林涂于穴位上，自制小艾炷放在上面，点燃艾炷待燃至小鼠挣扎时即用镊子夹掉，每次共 6 炷。每天 1 次，左右穴交替使用，共持续 4 周。

（3）动物取材：于实验第 29 天，全部实验小鼠均进行力竭游泳，记录游泳时间。力竭标准为小鼠下沉水底后 10 秒不露出水面。在力竭小鼠尾端取血 0.2ml 抗凝；然后乙醚麻醉，心脏取血 2ml，离心取血清；同时分离出脾、胸腺。

（4）测定指标：实验前和实验第 9 天、第 16 天、第 22 天、第 29 天分别称小鼠体重，观察一般情况，检测血红蛋白、血细胞比容，血清睾酮、皮质醇及其两者比值，补体 C3、C4、脾系数、

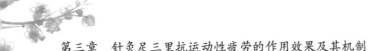

胸腺系数。

（5）使用仪器与测定方法：血红蛋白、血细胞比容检测仪器为法国 ABX MICROS 全自动血细胞分析仪；血清睾酮、皮质醇检测采用放射免疫法，仪器为 SN-682 型放射免疫 γ 计数器，由上海核福光电仪器有限公司生产，放射免疫分析试剂盒由天津市协和医药科技有限公司提供；补体 C3、C4 采用免疫比浊法，仪器为意大利 F7-2 型全自动生化分析仪，试剂盒由四川迈克科技公司提供。小鼠体重用上皿天秤称量，小鼠胸腺、脾的湿质量由上海天秤仪器厂 JA3003 型精密天秤称量，并计算胸腺系数、脾系数（脏器质量 mg/10g）。

（6）统计学处理：两组计量资料属正态分布者用 t 检验，不符合正态分布者用 t' 检验。多组计量资料用方差分析，方差不齐采用非参数统计，全部统计通过 SPSS10.0 统计软件完成。

（二）结果

1. 针灸足三里对小鼠一般健康状况的影响　如表 3-6 所示，前 2 周运动组小鼠比运动 + 针刺组、运动 + 艾灸组体重增加快，毛发较光泽，一般情况较好；但从第 3 周开始，增加运动时间至 60 分钟后，运动组体重几乎不增加；第 4 周增加运动时间至 90 分钟后，体重呈负增加，第 29 天时与正常对照组比较则极显著降低（$P < 0.01$），并出现食欲减少、毛发疏松、神疲乏力等症状。运动 + 针刺组、运动 + 艾灸组在递增运动时间的情况下，体重持续递增（运动 + 针刺组、运动 + 艾灸组在第 16 天时体重与正常对照组比较，$P < 0.01$；第 29 天时体重与正常对照组比较，$P < 0.05$），但一般情况与正常对照组小鼠无异，并未出现疲劳征象。在实验过程中，正常对照组小鼠病死 1 只，运动组小鼠在第 4 周游泳训练时溺死 2 只，运动 + 艾灸组被笼子压死 1 只。

表3-6 小鼠体重的变化（g）

组别	实验前	第9天	第16天	第22天	第29天
正常对照组	19.02 ± 1.20	31.34 ± 1.44	34.76 ± 2.11	35.38 ± 1.03	36.25 ± 1.94
运动组	19.75 ± 1.24	29.86 ± 1.63^{Δ}	33.97 ± 1.78	33.93 ± 2.42^{Δ}	32.89 ± $2.02^{\Delta\Delta}$
运动 + 针刺组	19.24 ± 0.88	28.94 ± $1.13^{\Delta\Delta}$	31.79 ± $1.28^{\Delta\Delta*}$	32.94 ± 2.13^{Δ}	34.60 ± $1.66^{\Delta*}$
运动 + 艾灸组	19.31 ± 0.89	28.56 ± $1.37^{\Delta\Delta*}$	31.54 ± $2.82^{\Delta\Delta*}$	32.28 ± $1.46^{\Delta*}$	34.17 ± 1.30^{Δ}

注：$^{\Delta}P < 0.05$，$^{\Delta\Delta}P < 0.01$，与正常对照组比较；$^{*}P < 0.05$，$^{**}P < 0.01$，与运动组比较。下表同。

2. 针灸足三里对小鼠游泳时间、血红蛋白、血细胞比容的影响　如表3-7所示，运动组小鼠与正常对照组相比，力竭游泳时间明显缩短（$P < 0.01$），血红蛋白（Hb）含量和血细胞比容（HCT）显著降低（$P < 0.01$）；运动 + 针刺组、运动 + 艾灸组力竭游泳时间显著长于运动组，有显著性差异（$P < 0.05$），说明针灸足三里能显著提高小鼠的运动耐力。运动 + 针刺组小鼠 Hb 和 HCT 与正常对照组相比较呈下降趋势，但较运动组却显著增加（$P < 0.05$，$P < 0.01$）；而运动 + 艾灸组小鼠 Hb 含量和 HCT 与正常对照组相比无统计学差异，但比运动组明显提高，有非常显著性差异（$P < 0.01$）。

3. 针灸足三里对小鼠免疫器官系数及补体 C3、C4 含量的影响　运动组小鼠与正常对照组比较，脾系数、胸腺系数及补体 C3、C4 含量相对减少，$P < 0.05$ 或 $P < 0.01$。而运动 + 针刺组小鼠脾系数、胸腺系数及补体 C3、C4 含量较运动组明显提高，有显著性差异（$P < 0.05$）；运动 + 艾灸组与其他组相比无统计学意义。见表3-8。

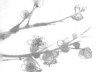

表3-7　各组小鼠游泳耐力、Hb及HCT含量的变化（$\overline{X} \pm S$）

组别	n	力竭游泳时间（min）	Hb(g/L)	HCT(ml/L)
正常对照组	11	315.62 ± 53.24	104.04 ± 10.42	309.50 ± 33.11
运动组	10	230.38 ± 97.13△△	73.25 ± 21.87△△	194.75 ± 92.89△△
运动 + 针刺组	12	369.70 ± 107.83*	101.60 ± 12.95*	299.20 ± 42.13**
运动 + 艾灸组	11	354.55 ± 95.49*	104.12 ± 11.58**	303.25 ± 36.99**

表3-8　小鼠免疫器官系数及补体C3、C4的变化（$\overline{X} \pm S$）

组别	n	胸腺系数（mg/10g）	脾系数（mg/10g）	C3(g/L)	C4(g/L)
正常对照组	8	18.78 ± 6.98	45.58 ± 12.31	1.091 ± 0.05	0.278 ± 0.04
运动组	8	14.63 ± 4.57△	38.13 ± 13.64△	0.812 ± 0.36^	0.236 ± 0.06△
运动 + 针刺组	8	21.83 ± 5.24*	49.08 ± 11.68*	1.306 ± 0.35*	0.352 ± 0.11*
运动 + 艾灸组	8	21.32 ± 4.12	48.22 ± 9.98	1.234 ± 0.37	0.320 ± 0.09

4. 针灸足三里对小鼠血清睾酮、皮质醇及其比值的影响　如表3-9所示，运动组与正常对照组小鼠比较，血清睾酮/皮质醇比值（T/C）明显减少，有显著差异（$P < 0.01$）；运动 + 针刺组和运动 + 艾灸组与对照组相比各值均无显著差异，而与运动组比较，两组小鼠血清 T 值均显著升高（$P < 0.05$），T/C 非常显著升高（$P < 0.01$）；运动组小鼠血清皮质醇（C）的含量显著高于其他3组（$P < 0.05$）。

表 3-9　小鼠血清 T、C 及 T/C 含量的变化（$\overline{X} \pm S$）

分组	n	T（ng/dl）	C（nmol/L）	T/C
对照组	8	108.60 ± 16.36	22.90 ± 3.82	4.78 ± 0.51
运动组	8	89.37 ± 21.65	28.51 ± 4.33 [△]	3.10 ± 0.69 [△△]
运动 + 针刺组	8	125.17 ± 33.34 [*]	21.99 ± 6.19 [*]	5.84 ± 1.17 [**]
运动 + 艾灸组	8	137.83 ± 24.01 [*]	21.86 ± 3.34 [*]	6.54 ± 0.36 [**]

（三）讨论

运动性疲劳属于中医"虚损"范畴。《杂病广要·内因类·虚劳》云："劳动不息则形虚。"其病因病机主要与精气耗伤有关。《景岳全书》云："凡虚损之由……无非酒色、劳倦、七情、饮食所致，故或先伤其气，气伤必及于精。"脾为后天之本，主运化，为气血生化之源，精气升降出入之枢纽。脾气耗伤，则全身精疲力竭。而调补脾胃，使脾气旺盛，生化之源不竭，则正气内存，身强体壮，故补脾益气法是防治运动性疲劳的主要治法之一 [4]。足三里为足阳明胃经合穴，"疗五劳羸瘦，七伤虚乏"（《针灸资生经》）。李杲提倡"当从胃合三里穴中推而扬之，以伸元气"，认为针灸足三里能起到补益脾胃元气之功，所以此穴一直被推崇为健脾补虚培元之要穴。

本实验研究结果显示，运动小鼠从第 3 周起体重几乎不增加，第 4 周始体重呈负增加，并出现食欲减少、毛发疏松、神疲乏力等明显的脾气虚症状。而运动 + 针刺组、运动 + 艾灸组小鼠上述脾气亏虚症状不明显，体重在加大运动量后还持续增加，且力竭游泳时间比运动组显著延长，Hb 含量和 HCT 水平明显高于运动组，说明针灸足三里能健脾益气、补虚培元，提高机体运动能力，防治运动性疲劳。这与目前众多研究运动性疲劳认为脾虚是其中主要因素之一的观点相符。

胸腺和脾是体内的免疫器官，胸腺退化和功能低下是免疫功能下降的原因之一。补体是非特异体液免疫，具有扩大特异性免疫反应的重要作用。本实验研究结果显示，针灸足三里能使小鼠胸腺和脾系数升高，补体 C3、C4 的含量提高，提示针灸足三里具有延缓胸腺结构萎缩和功能退化及提高机体免疫功能等作用。中医认为，五脏六腑、四肢百骸均有赖于脾所化生气血精液的濡养，四季脾旺则百病不生。

　　本实验结果还显示，针灸足三里，特别是艾灸能使疲劳小鼠的血清 T、T/C 明显提高，血清 C 明显降低，提示针灸足三里具有一定纠正内分泌功能紊乱的作用。现代医学研究表明，运动性疲劳或过度训练的产生是神经 - 内分泌 - 免疫网络对身体功能影响的综合表现[5]。而针灸的作用正是通过神经 - 体液途径在不同程度上激发或诱导体内调节系统，协助体内固有的调节潜力，使功能异常趋向正常化。作为非药物疗法的针灸，既可纠正异常的功能状态，又不会干扰正常的生理功能，属于间接干预，具有整体性、双向性调节作用。针灸足三里防治运动性疲劳能通过神经 - 内分泌 - 免疫调节环路，共同调节体内动态平衡，调动各系统的协同作用，以维持内环境的稳定[6]。这种调节机体内环境，重建生理稳态的作用有别于药物疗效。

（四）结论

　　针灸足三里能延缓运动性疲劳的发生，提高小鼠的运动耐力；使运动小鼠 Hb 和 HCT 水平增高，脾系数、胸腺系数及补体 C3、C4 含量升高，血清 T、T/C 显著提高，血清 C 明显降低，提示针灸足三里能纠正神经 - 内分泌 - 免疫系统失调，对预防运动性疲劳的发生有一定作用。

参 考 文 献

[1] Matsuo H, Shinomiya N, Suzuki S. Hyperbaric stress during saturation diving induces lymphocyte subset changes and heat shock protein

expression[J]. Undersea Hyperb Med, 2000, 27（1）: 37-41.

[2] Steensberg A, Toft AD, Bruunsgaard H, et al. Strenuous exercise decreases the percentage of type 1 T cells in the circulation[J]. J Appl physiol, 2001, 91（4）: 1708-1712.

[3] 李辞蓉, 华兴邦, 宋大鲁. 小鼠常用针灸穴位 [J]. 实验动物与动物实验, 1992（2）: 85-87.

[4] 郭振球. 运动性疲劳的机理及其复健过程探讨 [J]. 辽宁中医杂志, 1994, 21（7）: 294-295.

[5] 冯炜权. 运动疲劳及过度训练的生化诊断——运动生物化学动态之三 [J]. 北京体育大学学报, 2000, 23（4）: 498-502.

[6] 陈汉平. 针灸 [M]. 上海: 上海中医药大学出版社, 1995: 63-76.

针灸足三里对大负荷训练血液流变学、红细胞形态的干预 [11]

许多实验证明, 针灸足三里能提高运动小鼠的抗氧化能力和减少自由基的产生 [1,2], 防止或延缓运动性疲劳的发生。但其对运动人体的影响临床报道尚少见, 特别对血液流变特性及红细胞形态的影响未见报道。本研究旨在观察针灸足三里对大负荷训练后人体红细胞形态、血液流变特性的干预效应, 为提高运动训练成绩及延缓运动性疲劳的发生提供实验依据。

（一）实验对象与方法

1. 实验对象　受试者 18 名, 均为集训已半年的湛江师范学院武术队男性运动员, 随机分为对照组和治疗组。其中治疗组 9 名, 对照组 9 名（表 3-10）, 各项指标无显著性差异（$P > 0.05$）。

[11] 相关内容参见: 李红, 朱梅菊, 许可, 等. 针灸足三里穴对大负荷训练血液流变学、红细胞形态的干预[J]. 体育科学, 2004, 24（1）: 31-34.

表 3-10　本研究受试者基本情况一览表

分组	n	年龄（岁）	身高（cm）	体重（kg）
对照组	9	21.43 ± 0.98	170.78 ± 5.15	62.04 ± 5.29
治疗组	9	21.07 ± 0.75	171.33 ± 3.21	61.40 ± 6.86

2. 实验方法

（1）运动方案：所有实验对象于每天下午 4：30—6：30 进行 2 小时的武术强化训练，持续 21 天。每天至少 2 个整套训练，运动负荷定量以 Polar 心率遥测仪测定整个套路训练过程的心率，平均心率控制在 150 次 /min 左右。

（2）治疗方法：治疗组于每天训练后 3 小时接受针灸治疗。具体方法：以毫针直刺双侧足三里，得气后留针 0.5 小时，每 10 分钟行针 1 次，平补平泻手法。出针后再以艾条悬灸 15 分钟，共治疗 21 天。

（3）指标检测：采血时间为实验第 1 天和第 22 天晨空腹抽肘静脉血 7ml，肝素抗凝。其中，5ml 用于检测血液流变学，指标有全血黏度（低、中、高切）、血浆黏度、全血还原黏度（低、中、高切）、血细胞比容、红细胞聚集指数（RCA）、红细胞刚性指数（IR）、红细胞变形指数（TK）、红细胞电泳指数。检测仪器为 LBY-V 5A 型旋转式血液黏度计，由北京普力生精密仪器研究中心提供；另外，2ml 血以 1 500r/min 离心出红细胞，再以 0.86% 氯化钠溶液洗涤 3 次，以 0.1mol/L 磷酸缓冲液配制的 0.25% 戊二醛溶液固定[3]。红细胞低速离心 10 分钟（1 500r/min），使固定液与细胞分开，弃上清液，用缓冲液漂洗并重新离心去上清液。分别以 50%、70%、80%、95%、100% 酒精系列脱水（每级 10 分钟）。然后滴台、临界点干燥、E-1010 型离子溅射仪镀膜。在 XL30-EDAX 型扫描电子显微镜下观察红细胞形态（2 000 倍、4 000 倍各 4 个视野），并测量红细胞直径（每人随机选取 2 个视野，每个视野随机测量 7 个红细胞直径）。

（4）统计学处理：数据用SPSS10.0软件进行统计分析，参数以均值标准差表示，行配对或组间 t 检验。

（二）实验结果

1. 血液流变特性的变化　实验前两组各值无显著性差异（$P > 0.05$）。实验后治疗组与对照组比较 ηb（低、中、高切）、ηr（高切）均降低（$P < 0.05$）；HCT、红细胞电泳指数治疗组比对照组显著升高（$P < 0.01$）；ηr（低切）、RCA、IR、TK等则显著下降，均有显著性差异（$P < 0.01$）。实验前后两组各值自身的配对 t 检验，对照组实验后与实验前比较，ηb（低切）、ηr（高切）、RCA、IR、TK均增高（$P < 0.05$），ηr（低切）有非常显著性差异（$P < 0.01$），而HCT及红细胞电泳指数分别下降（$P < 0.01$、$P < 0.05$）；治疗组实验后RCA、IR显著低于实验前（$P < 0.01$），红细胞电泳指数则显著升高（$P < 0.01$），其余各值无显著性差异（表3-11）。

表3-11　本研究血液流变学各指标变化一览表（$n=8$）

指标	对照组		治疗组	
	实验前	实验后	实验前	实验后
全血黏度（ηb）：低切（10.00/s）	9 46 ± 0.36	9.82 ± 0.37*	9.50 ± 0.44	9.36 ± 0.37 △
全血黏度（ηb）：中切（60.00/s）	5.28 ± 0.23	5.53 ± 0.33	5.30 ± 0.31	5.26 ± 0.24 △
全血黏度（ηb）：高切（150.00/s）	4.46 ± 0.20	4.67 ± 0.29	4.46 ± 0.27	4.27 ± 0.21 △
血浆黏度（mPa·s）	1.47 ± 0.06	1.46 ± 0.07	1.45 ± 0.08	1.43 ± 0.07
血细胞比容（HCT）（%）	47.76 ± 1.04	5.50 ± 1.19**	48.02 ± 1.07	47.38 ± 1.07 △△
全血还原黏度（ηr）：低切	17.43 ± 0.37	18.19 ± 0.71**	17.34 ± 0.36	17.38 ± 0.69 △△

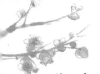

指标	对照组		治疗组	
	实验前	实验后	实验前	实验后
全血还原黏度 （ηr）：中切	8.04 ± 0.24	8.33 ± 0.37	7.98 ± 0.08	7.99 ± 0.37
全血还原黏度 （ηr）：高切	6.28 ± 0.23	$6.74 \pm 0.44^{*}$	6.21 ± 0.19	$6.21 \pm 0.42^{\triangle}$
红细胞聚集 指数	2.10 ± 0.09	$2.21 \pm 0.13^{*}$	2.16 ± 0.09	$1.98 \pm 0.06^{*\triangle\triangle}$
红细胞刚性 指数	4.45 ± 0.18	$4.77 \pm 0.36^{*}$	4.34 ± 0.13	$4.32 \pm 0.19^{*\triangle\triangle}$
红细胞变形 指数	0.77 ± 0.02	$0.81 \pm 0.03^{*}$	0.76 ± 0.03	$0.75 \pm 0.02^{\triangle\triangle}$
红细胞电泳 指数	4.50 ± 0.16	$4.36 \pm 0.17^{*}$	4.53 ± 0.14	$4.81 \pm 0.32^{**\triangle\triangle}$

注：$^{*}P < 0.05$，$^{**}P < 0.01$，与实验前比较；$^{\triangle}P < 0.05$，$^{\triangle\triangle}P < 0.01$，与对照组比较。下同。

2. 扫描电子显微镜观察结果　扫描电子显微镜显示，实验前对照组与治疗组红细胞均呈双凹扁平圆盘形的正常形态（图 3-9，图 3-12），红细胞平均直径及红细胞畸变率均无显著性差异（$P > 0.05$）。实验后，治疗组红细胞形态无明显的改变（图 3-13，图 3-14），对照组红细胞形态很多呈一面凹或球口形、环形、嵴形、棘形等不规则畸形（图 3-10，图 3-11）。对照组，实验后与实验前比较，红细胞平均直径变小（$P < 0.05$），红细胞畸变率明显升高，有显著性差异（$P < 0.01$）；治疗组，实验后红细胞平均直径比实验前增大，有显著性差异（$P < 0.01$），红细胞畸变率无统计学意义（$P > 0.05$）。见表 3-12。

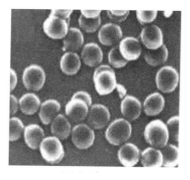

图 3-9　对照组实验前　×2000

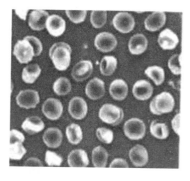

图 3-10　对照组实验后　×2000

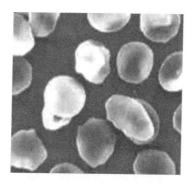

图 3-11　对照组实验后　×4000

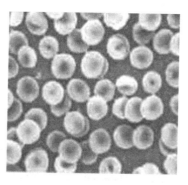

图 3-12　治疗组实验前　×2000

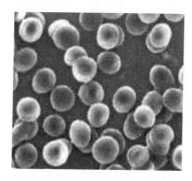

图 3-13　治疗组实验后　×2000

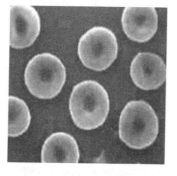

图 3-14　治疗组实验后　×4000

表3-12　本研究受试者实验前后红细胞直径和形态变化一览表

指标	对照组		治疗组	
	实验前	实验后	实验前	实验后
红细胞直径（μm）	6.38 ± 0.29	5.96 ± 0.35*	7.43 ± 0.56	6.78 ± 0.27**△△
红细胞畸变率（%）	19.45 ± 4.78	26.13 ± 5.12**	19.74 ± 4.23	19.96 ± 4.88△△

（三）讨论

红细胞是血液的主要有形成分,其生理功能是为组织运输氧气和运载组织代谢产生的二氧化碳。正常流变状态的红细胞是表现其正常功能的必要条件。许多研究表明,运动可以改变红细胞的形变能力,影响血液流变特性。有研究认为,长期系统训练可使红细胞变形能力增强[4]。这是由于运动训练加快了对衰老红细胞的淘汰,使大量更年轻的红细胞进入血液,降低红细胞膜的刚性,增加了膜的弹性。也有研究显示,一次急性或力竭性运动使红细胞变形能力显著下降,认为力竭性运动可导致红细胞内 MDA 含量升高,导致膜的过氧化损伤[5,6],细胞内 ATP 产生不足,维持膜性结构所需的 ATP 缺乏,氧自由基攻击导致红细胞膜蛋白丢失,可能是导致变形能力下降的重要原因。然而,长时间大负荷训练对红细胞流变性的影响很少报道。本实验结果显示,经过 3 周的大负荷强化训练后,对照组血液黏度、红细胞聚集指数、红细胞刚性指数、红细胞变形指数等均有不同程度的升高,红细胞电泳速度变慢,红细胞变形能力下降。扫描电子显微镜显示,对照组红细胞直径变小,异常、畸变红细胞增多,正常形态红细胞比例下降;提示长时间大负荷运动能使血液流变性降低,红细胞变形能力下降。结果还显示,运动后血细胞比容水平下降,可能与长时间大负荷运动致使红细胞破坏增加有关,这还有待研究。目前,研究者普遍公认,长时间大负荷训练能使自由基增多[1,2,7]。本研究的结果与众多研究一次急性或力竭性运动对血液流变性影响的结果基本一致。因为,较长时间大负荷训练后可使血液浓缩,血浆黏度增加、血 pH 降低,细胞膜直径变小、球形化,膜弹性降低,硬度增加;另一方面使介质中离子强度增加,使血浆蛋白与红细胞静电排斥力降低,蛋白在红细胞表面的吸附增强,细胞膜变硬。两方面作用均可致红细胞变形性降低(指数增加),全血黏度增加[8]。红细胞变形能力下降,刚性化的红细胞将直接增加毛细血管灌注阻力,从而引发微循环障碍;硬化的红细胞在通过肝、脾窦时极易被破坏,使红细胞寿命缩短[9],出现运动性血红蛋白降低。此外,正常红细胞直径为 $6.7 \sim 7.7 \mu m$,本实验对照组红细胞直径偏小 [(5.96 ± 0.35) μm],畸变红细胞增多,从而影响红细胞主要功能,使运动后代谢产物清除能力下降[10],这可能是产生运动性疲劳的重要原因之一。本实验结果显示,治疗组实验后较实验前红细胞电泳速度加快,红细胞聚集指数、红细胞刚性指数降低,红细胞维持双凹扁平圆盘形的正常形态,红细胞直径较原来增大。另外,实验结果还显示,实验后治疗组与对照组比较,除血浆黏度、全血还原黏度(中切)外,其他各项指标均有显著和非常显著的改变。研究结果表明,针灸足三里能改善血液流变特性,减轻了血管阻力,特别是加快红细胞电泳速度,改善运动后血液聚集性和红细胞刚性,提高红细胞变形能力,保持红细胞形态的完整性。红细胞流变特性正常有利于运动后机体血液对各器官及工作肌的灌注,改善微循环;增加血液的循环动力及携氧能力,保证能源物质的交换,加快运动后代谢产物的排除率,从而防止或延缓运动性疲劳的产生。这与我们以前研究针灸足三里可以增强对运动中产生的自由基的清除能力,保护红细胞膜免受自由基的攻击[1,2],延缓运动性疲劳产生的结果相符。足三里为足阳明胃经合穴,为气血"百

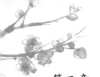

川归海"之穴。足三里"主五劳羸瘦，七伤虚乏"。李杲提倡"当从胃合三里穴中推而扬之，以伸元气"。脾与胃相表里，为后天之本，主统血，为气血生化之源，精气升降出入之枢纽。脾气耗伤则血虚，全身精疲力竭。而调补脾胃，使脾旺血盛，生化之源不竭，则正气内存，身强体壮，故补脾益气法是防治运动性疲劳的主要治法之一[11]，长期被推崇为健脾补虚培元之要穴。针刺和艾灸均属外治范畴，二者都是通过腧穴作用于经络、脏腑，"通其经脉，调其血气"，鼓舞机体正气，使阴阳调和，阴平阳秘，达到治疗的目的。针灸作用属于间接干预，具有整体性、双向性调节作用。针灸足三里的作用是通过神经-体液途径在不同程度上激发或诱导体内调节系统的协同作用，协助体内固有的调节潜力，使异常功能趋向正常化。调节体内动态平衡，以维持内环境的稳定，重建生理稳态[12]。本实验结果显示，针灸足三里对预防或延缓运动性疲劳的出现，有很好的作用。

（四）结论

长时间大负荷运动，可导致血液流变学各指标异常改变，畸形红细胞增加。针灸足三里可以改善运动后血液流变学各指标异常状态，并对红细胞形态的完整有一定的保护作用，预防或延缓运动性疲劳的出现。针灸足三里在运动性疲劳防治中操作简便、实用价廉且疗效确切，非常适合在竞技体育及运动保健中推广应用。

参 考 文 献

[1] 朱梅菊，高顺生，李红，等. 针刺足三里穴对运动小鼠体内自由基代谢的影响[J]. 中国运动医学杂志，2001，20(3): 263-265.

[2] 朱梅菊，高顺生，李红，等. 针灸足三里穴对运动小鼠体内自由基代谢的影响[J]. 天津体育学院学报，2001，16(2): 16-18.

[3] 张东生，万美玲，李群惠. 遗传性球形红细胞增多症的扫描电镜诊断

[J]. 电子显微学报, 1999, 18(3): 362-366.

[4] Martin DG, Ferguson EW, Wigutoff S, et al. Blood viscosity responses to maximal exercise in endurance-trained and sedentary female subjects[J]. J Appl Physiol, 1985, 59(2): 348-353.

[5] 商品. 定量负荷时红细胞膜脂质成分改变与红细胞变形性的关系 [J]. 中国运动医学杂志, 1993, 12(1): 51.

[6] 衣雪洁. 力竭性运动对大鼠红细胞脂质过氧化水平和 N^+-K^+-ATP 酶活性的影响[J]. 沈阳体育学院学报, 1999(1): 15-17.

[7] 倪耀华. 运动强度对血浆脂质过氧化物和超氧化物歧化酶活性的影响 [J]. 中国运动医学杂志, 1992, 11(2): 118-125.

[8] 赵春亭, 赵子文. 临床血液流变学 [M]. 北京: 人民卫生出版社, 1997: 47-56.

[9] Gueguen-Duchesne M, Durand F, Beillot J, et al. Effects of maximal physical exercise on hemorheological parameters in top level sportsmen[J]. Clinical Hemorheology and Microcirculation, 2016, 9(4): 625-632.

[10] Wood SC, Doyle MP, Appenzeller O. Effect of endurance training and long distance running on blood viscosity[J]. Med Sci Sports Exerc, 1991, 23(11): 1265-1269.

[11] 郭振球. 运动性疲劳的机理及其复健过程探讨 [J]. 辽宁中医杂志, 1994, 21(7): 294-295.

[12] 陈汉平. 针灸 [M]. 上海: 上海中医药大学出版社, 1995: 63-76.

艾灸足三里对运动小鼠内分泌功能的影响 [12]

　　大量研究已经证实, 针灸足三里具有增强免疫功能、抗氧化、延年益寿的作用 [1~3]。然而, 有关艾灸足三里抗运动性疲

---

[12] 相关内容参见: 李红, 朱梅菊, 高顺生. 艾灸足三里穴对运动小鼠内分泌功能的影响[J]. 体育学刊, 2003, 10(6): 59-60.

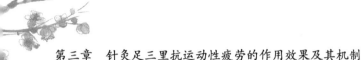

劳、提高内分泌功能的实验研究报道尚少。为此，我们通过采用小鼠游泳训练模型，观察艾灸足三里在提高小鼠内分泌功能与运动能力等方面的影响，试图从中医整体思维出发，探讨足三里在防治或延缓运动性疲劳产生等方面的作用，以期为足三里在体育训练和运动保健中的实际应用提供实验依据。

（一）材料与方法

1. 实验材料　昆明种健康雄性小鼠 36 只，2 月龄，体重（19.28 ± 1.12）g，由广东医学院实验动物中心提供。实验动物适应性喂养 2 天后，随机分为 3 组，每组 12 只。具体分组如下：正常对照组（Ⅰ）、运动组（Ⅱ）、运动 + 艾灸组（Ⅲ）。

2. 实验方法

（1）运动方式：Ⅱ组、Ⅲ组小鼠在第 1~2 周每天进行无负重游泳 30 分钟（水温 29℃，水深 40cm 左右），于第 3 周每天游泳 60 分钟，第 4 周每天游泳 90 分钟。小鼠游泳过程专人用木棒搅拌水造成波浪，以确保运动量。

（2）治疗方法：每天游泳训练结束 1 小时，Ⅲ组小鼠进行艾灸治疗。将小鼠俯卧于小鼠固定器上，在小鼠膝关节外侧腓骨头下 3.5mm "足三里" 穴 [4] 处剃毛，用医用凡士林涂于穴位上，自制小艾炷放在上面，点燃，待艾炷燃至小鼠挣扎时即用镊子夹掉，每次 6 炷。每天 1 次，左右穴交替使用，持续 4 周。

（3）动物取材：于第 29 天，全部实验小鼠均进行力竭性游泳，记录游泳时间。力竭标准为小鼠下沉水底后 10 秒不露出水面。于力竭小鼠尾端取血 0.2ml 抗凝；然后乙醚麻醉，心脏取血 2ml，离心取血清。

（4）指标测定方法：血红蛋白检测用法国 ABX MICROS 全自动血细胞分析仪；血清睾酮、皮质醇检测采用放射免疫法，使用 SN-682 型放射免疫 γ 计数器，由上海核福电仪器有限公司生产，放射免疫分析试剂盒由天津市协和医药科技有限公司提供。

3. **数据处理** 所有数据采用 SPSS10.0 统计软件做统计学处理,用方差分析进行均数差异显著性检验。

(二)实验结果

1. **艾灸足三里对小鼠一般健康状况的影响** 如表 3-13 所示,前 2 周Ⅱ组体重增加比Ⅲ组相对较快,毛发较光泽。但从第 3 周开始增加运动时间至 60 分钟后,Ⅱ组体重几乎不增加。第 4 周增加运动时间至 90 分钟体重呈负增加,与Ⅰ组比较有显著差异($P < 0.001$),并出现食欲减少、毛发松动、蜷缩拱背、神疲乏力等症状。相反,Ⅲ组在递增运动时间情况下,体重持续递增(Ⅲ组在第 2 周体重与Ⅰ组比较,$P < 0.01$,第 4 周体重与Ⅰ组比较 $P < 0.05$),一般情况与Ⅰ组小鼠无异,并不出现疲劳征象。在实验过程中,Ⅰ组小鼠病死 1 只,Ⅱ组小鼠在第 4 周游泳训练时溺死 2 只。

表 3-13 小鼠体质量的变化($\overline{X} \pm S$, g)

组别	n	实验前	第 16 天	第 22 天	第 29 天
Ⅰ	12	19.02 ± 1.20	34.76 ± 2.11	35.38 ± 1.03	36.25 ± 1.94
Ⅱ	12	19.75 ± 1.24	33.97 ± 1.78	33.93 ± 2.42[1]	32.89 ± 2.02[3]
Ⅲ	12	19.31 ± 0.89	31.54 ± 2.82[2],[4]	32.28 ± 1.46[2],[4]	34.17 ± 1.30[1]

注:[1]$P < 0.05$,[2]$P < 0.01$,[3]$P < 0.001$ 与Ⅰ组比较;[4]$P < 0.05$,与Ⅱ组比较。

2. **艾灸足三里对小鼠游泳时间、血红蛋白的影响** 如表 3-14 所示,Ⅱ组小鼠与Ⅰ组比较力竭游泳时间明显缩短,血红蛋白(Hb)含量减少,呈贫血趋势;Ⅲ组力竭游泳时间显著长于Ⅱ组,有显著性差异($P < 0.05$),说明艾灸能显著提高小鼠运动耐力;而Ⅲ组小鼠 Hb 含量与Ⅰ组比较无统计学意义,但比Ⅱ组明显提高,有非常显著性差异($P < 0.01$)。提示艾灸足三里能改善小鼠运动性血红蛋白降低状态。

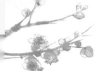

表3-14　小鼠游泳耐力、Hb变化($\overline{X} \pm S$)

组别	n	力竭游泳时间（min）	Hb含量（g/L）
Ⅰ	11	315.62 ± 53.24	104.04 ± 10.42
Ⅱ	10	230.38 ± 97.13	73.25 ± 21.87[1]
Ⅲ	11	354.55 ± 95.49[2]	104.12 ± 11.58[3]

注：[1] 与Ⅰ组比较，$P < 0.05$；[2] 与Ⅱ组比较 $P < 0.05$；[3] 与Ⅱ组比较 $P < 0.01$。

3. 艾灸足三里对小鼠血清 T、C、T/C 比值的影响　如表 3-15 所示，Ⅱ组与Ⅰ组小鼠比较血清睾酮与皮质醇比值减少明显，有非常显著意义（$P < 0.001$）；Ⅲ组与Ⅰ组间各值均无显著差异，而与Ⅱ组比较小鼠的血清 T 含量显著增高（$P < 0.05$），T/C 比值增加非常明显（$P < 0.001$）；Ⅱ组小鼠血清 C 含量较其他两组显著升高（$P < 0.05$）。

表3-15　小鼠血清T、C含量及T/C比值的变化（$\overline{X} \pm S$）

组别	n	T含量（ng/dl）	C含量（nmol/L）	T/C比值
Ⅰ	8	108.60 ± 16.36	22.90 ± 3.82	4.78 ± 0.51
Ⅱ	8	89.37 ± 21.65	28.51 ± 4.33[1]	3.10 ± 0.69[2]
Ⅲ	8	137.83 ± 24.01[3]	21.86 ± 3.34[3]	6.54 ± 0.36[4]

注：[1] 与Ⅰ组比较，$P < 0.05$；[2] 与Ⅰ组比较，$P < 0.001$；[3] 与Ⅱ组比较，$P < 0.05$；[4] 与Ⅲ组比较，$P < 0.001$。

（三）讨论

本实验研究结果显示，运动小鼠从第 3 周起体重几乎不增加，第 4 周始体重呈负增加，并出现食欲减少、毛发疏松、神疲拱背乏力等明显肾阳虚症状。而运动 + 艾灸组小鼠上述肾气亏虚症状不明显而体重在加大运动量后还持续增加，力竭游泳时间比运动组显著延长，Hb 含量明显提高，说明艾灸足三里能益

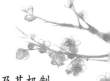

气补肾、固本培元,从病因上改善疲劳小鼠的肾阳虚弱症状,提高机体运动能力,防治运动性疲劳。这与目前众多研究运动性疲劳认为肾虚是其主要因素之一的观点相符。

本实验研究结果还显示,艾灸足三里能使疲劳小鼠的血清 T 含量、T/C 比值明显提高,血清 C 含量明显降低,提示艾灸足三里具有调整丘脑 - 垂体 - 性腺轴功能及纠正内分泌功能紊乱的作用。研究表明,运动性疲劳或过度训练的产生是神经 - 内分泌 - 免疫网络对身体功能影响的综合表现[5]。"灸以扶阳",艾灸足三里具有补肾作用,是通过神经 - 体液途径在不同程度上激发或诱导体内调节系统的作用,协助体内固有的调节潜力。温阳化气、平衡阴阳,调和异常功能趋向正常化,这正体现了中医经络学的整体性和双向性的调节作用[6]。综上所述,艾灸足三里在改善小鼠运动性血红蛋白降低状态、提高机体耐力、纠正运动性低血睾酮高皮质醇症状等方面有显著作用。表明艾灸足三里能提高运动小鼠的运动能力、延缓运动性疲劳的发生,其机制与艾灸足三里提高运动小鼠血红蛋白,纠正过度运动所致的小鼠神经 - 内分泌调节功能紊乱有关。

参 考 文 献

[1] 李苏,卫国华,王友庆,等. 针灸足三里对中老年人免疫功能影响的观察[J]. 针灸临床杂志,2002,18(1):19-20.

[2] 孙忠人,赵瑛,毕克滨,等. 足三里穴抗衰老作用的实验研究[J]. 针灸临床杂志,1996,12(2):33-34.

[3] 朱梅菊,高顺生,李红,等. 针灸足三里穴对运动小鼠体内自由基代谢的影响[J]. 天津体育学院学报,2001,16(2):16-18.

[4] 李辞蓉,华兴邦,宋大鲁. 小鼠常用针灸穴位[J]. 实验动物与动物实验,1992(2):85-87.

[5] 冯炜权. 运动疲劳及过度训练的生化诊断——运动生物化学动态之三 [J]. 北京体育大学学报, 2000, 23（4）: 498-502.

[6] 陈汉平. 针灸 [M]. 上海: 上海中医药大学出版社, 1995.

针灸足三里对大负荷训练后大鼠红细胞形态学的促恢复作用[13]

前述研究和其他学者的研究均表明, 大负荷训练将会导致红细胞（RBC）的形态学发生显著变化[1,2], 而有关针灸对大负荷训练后红细胞形态学恢复的影响的报道尚无。因此, 本研究通过运用扫描电镜和血细胞自动分析仪观察针灸足三里对大负荷训练后大鼠红细胞形态学的促恢复作用, 为针灸在运动训练中的应用提供科学的实验依据。

（一）材料和方法

1. 实验动物　健康雄性清洁级 SD 大鼠 24 只, 6 周龄, 体重（149.60 ± 11.80）g, 由广东医学院实验动物中心提供。

2. 动物分组与处理　购入动物, 适应性喂养 2 天后, 每天采用速度为 15m/min 的运动强度进行适应性跑台练习 1 周。1 周后, 将实验动物随机分为 3 组, 即正常组、训练组和针灸组, 每组 8 只。除正常组外, 其余各组均在小动物跑台（天津市运动医学研究所研制）上进行跑台训练, 训练方案见表 3-16。针灸组按下述针灸的方法进行。连续训练 4 周后于末次训练的次日和停训后 7 天、10 天和 15 天断尾采血做相关检测。所有动物均以国家标准啮齿类动物饲料常规饲养。

3. 针灸足三里的方法　足三里的定位: 膝关节外侧, 腓骨头下 3.5mm。左右各一[3,4]。

---

[13] 相关内容参见: 朱梅菊, 肖发强. 大负荷训练后大鼠红细胞形态学的变化及针灸的促恢复作用 [J]. 北京体育大学学报, 2006, 29（7）: 928-930.

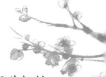

表 3-16　训练组大鼠运动训练方案(m/min × min)
(跑台坡度为 0°)

周/星期	星期三	星期四	星期五	星期六	星期日
1	30 × 20	30 × 20	30 × 20	30 × 20	30 × 20
2	32 × 35	32 × 35	32 × 35	32 × 35	32 × 35
3	35 × 45	35 × 45	35 × 45	35 × 45	35 × 45
4	38 × 60	38 × 60	38 × 60	38 × 60	38 × 60

针灸方法:连续训练 4 周后于末次训练的次日介入针灸治疗。具体方法:将针灸组大鼠俯卧于大鼠固定器上,在大鼠膝关节外侧腓骨头下足三里处剃毛,消毒后以 32 号 0.5 寸毫针直刺 3.5mm,持续捻转 2 分钟,平补平泻手法,然后留针 5 分钟。出针后再用医用凡士林涂于穴位上,自制小艾炷放在上面,点燃艾炷,待燃至小鼠挣扎时即用镊子夹掉,每次共 3 炷。每日 1 次,左右穴交替使用,于每日早上 9 : 30 起施行,共 15 天。

4. 红细胞形态学参数的检测　取抗凝血 0.5μl,采用法国 ABX MICROS 全自动血细胞分析仪(20 项)进行测定。检测项目包括红细胞(RBC)计数、血红蛋白(Hb)含量、血细胞比容(HCT)、红细胞平均体积(MVC)、红细胞平均血红蛋白含量(MCH)、红细胞平均血红蛋白浓度(MCHC)、红细胞体积分布宽度(RDW)。

5. 红细胞扫描电镜标本的制备　将肝素抗凝血 0.5ml 以 1 000r/min 离心 10 分钟,弃上清,加入 0.86%NaCl 溶液洗涤,离心,弃上清,共 3 次。2.5% 戊二醛溶液固定,乙醇梯度脱水,滴台,CO_2 临界点干燥,E-1010 离子溅射仪喷金,在 PHILIPS XL30-EDAX 扫描电子显微镜下进行红细胞形态观察,每个样本观察 1 000 个 RBC,参照潘力等报道的 RBC 形态分类方法观察 RBC 的形态和计算畸形 RBC 数[5]。

6. 统计学处理　红细胞形态学各参数比较采用 t 检验,畸形红细胞百分率比较采用 χ^2 检验,用 SPSS 统计软件进行统计学处理。

（二）结果

针灸对停训后大鼠红细胞形态学的影响　针灸组大鼠训练前和训练 4 周后各指标值与停训组比较，差异均无显著性（均 $P < 0.05$）。针灸组大鼠停训后 7 天 RBC、Hb 和 HCT 值显著回升（均 $P < 0.01$），MCV、MCH 和 RDW 值明显降低（$P < 0.01$ 或 $P < 0.05$）；且上述指标与训练前比较，差异均无显著性（均 $P > 0.05$）。见表 3-17。提示针灸足三里能明显促进运动性贫血的改善。电镜下，4 周大负荷训练结束时大鼠出现较多畸形红细胞（图 3-15），停训后 7 天仍然可见较多的畸形红细胞（图 3-16），而针灸组大鼠停训后 7 天红细胞形态基本恢复正常（图 3-17），畸形红细胞百分率与训练前比较，差异无显著性（均 $P > 0.05$），见表 3-17。

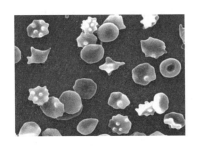

图 3-15　大鼠血液红细胞，4 周大负荷训练结束时，大鼠畸形红细胞显著增多，以棘形红细胞为主　×4000

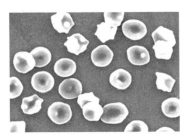

图 3-16　大鼠血液红细胞，停训组停训 7 天，畸形红细胞显著减少　×4000

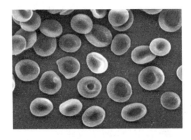

图 3-17　大鼠血液红细胞，针灸组停训 7 天，畸形红细胞较少见　×4000

表3-17 针灸组大鼠红细胞形态学相关检测指标变化($\bar{X} \pm SD$)

指标	训练前（n=8）	训练4周后（n=8）	停训7天（n=8）	停训10天（n=8）	停训15天（n=8）
RBC（10^{12}/L）	7.13±1.24	2.78±1.88	7.07±1.25□□	7.78±0.98□□	7.81±0.88□□
Hb（g/L）	112.78±21.64	53.98±19.98	109.78±23.15□□	128.73±16.73※□□	128.63±15.83□□※
HCT（L/L）	0.35±0.15	0.16±0.09	0.32±0.07□□	0.36±0.07□□	0.35±0.06□□
MCV（Fl）	49.54±3.23	55.98±4.13	50.12±5.13□□	50.12±4.13□□	49.68±3.23□□
MCH（Pg）	15.80±2.20	18.60±2.10	16.69±1.98□	17.12±1.68※	16.12±1.63□
MCHC（g/L）	325.56±11.46	328.68±9.12	324.98±10.15	329.78±11.65	327.13±12.43
RDW（%）	12.80±3.80	16.60±5.80	13.61±4.89□□	13.00±4.12□□	12.69±3.25□□
畸形红细胞百分率（%）	15.30±2.90	65.90±7.80	15.73±7.81□□	14.68±1.98□□	15.12±1.86□□

注：※P<0.05，※※P<0.01，与训练前比较；□P<0.05，□□P<0.01，与训练4周后比较。

159

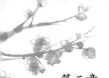

（三）讨论

运动性贫血是限制运动成绩提高的重要因素之一，备受运动医学界的重视。但截至目前，尚缺乏有效的方法防治运动性贫血。本项研究结果显示，针灸足三里能明显促进停训大鼠运动性贫血的改善，使停训大鼠红细胞形态较快恢复正常。运动性贫血属于中医"虚损"范畴，主要病机是气血不足[6]。我们在实验中亦发现，体重下降、食欲减少、活动减少是长时间大强度训练大鼠的三大主症，根据中医理论当为过劳损伤脾气，脾气亏虚所致，而脾气亏虚，气不生血，日久则形成气血两虚证，由此而致运动性贫血的发生，故运动大鼠实验后期除上述三大主症更加明显外，常见口唇淡白及血液中 RBC、Hb、HCT 等指标检测值降低等血虚证体征。足三里为足阳明胃经之合穴，"疗五劳羸瘦，七伤虚乏"（《针灸资生经》），为强壮保健要穴之一。早在金元时期，李杲就提倡"当从胃合三里穴中推而扬之，以伸元气"，认为刺激足三里可达益气健脾之功。灸疗是中医学的重要组成部分，大量的临床报道表明，艾灸在扶正祛邪、通络活血等方面具有很好的疗效[7]。而脾为后天之本，气血生化之源，因此针灸足三里能明显促进停训大鼠 RBC、Hb、HCT 等贫血相关指标的恢复，使停训大鼠红细胞形态较快恢复正常。关于针灸治疗贫血的机制，有学者认为可能与针灸具有明显促进机体造血功能的作用有关[8]，有学者认为针刺可以改善慢性失血性贫血大鼠缺铁性贫血状态[9]。而我们结合本项研究中的 RBC 扫描电镜观察结果，认为针灸促进运动性贫血的改善可能与针灸促进机体造血功能，加速畸形红细胞的清除和促进畸形红细胞向正常红细胞的转化有关，其确切机制，有待进一步研究。

（四）结论

针灸足三里能明显促进运动性贫血的改善，使停训大鼠红细胞形态较快恢复正常，为运动性贫血的快速改善提供了安全、有效的治疗方法。

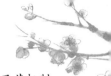

参 考 文 献

[1] 赵杰修,田野,曹建民,等. 不同运动方式对大鼠血红蛋白浓度的影响——大鼠运动性贫血模型建立方法探讨 [J]. 中国运动医学杂志, 2004, 23(4); 436-440.

[2] 陈筱春,文质君,屈菊兰,等. 大鼠跑台连续疲劳运动后网织红细胞计数、血浆游离血红蛋白测定和红细胞形态的扫描电镜观察 [J]. 体育科学, 2002, 22(2): 108-111.

[3] 李忠仁. 实验针灸学 [M]. 北京: 中国中医药出版社, 2007.

[4] 胡元亮. 实用动物针灸手册 [M]. 北京: 中国农业出版社, 2003.

[5] 潘力,崔新明,崔丽,等. 高脂血症大鼠红细胞扫描电镜观察 [J]. 白求恩医科大学学报, 2001, 27(2); 124-126.

[6] 刘娅. 运动性贫血的中医药防治心得 [J]. 中国中医药信息杂志, 2004, 11(6): 538.

[7] 张岚,高镇五. 灸法的实验研究进展 [J]. 浙江中医学院学报, 1990, 14(5): 40-41.

[8] 王文英. 针灸治疗疟疾患儿贫血的动态观察 [J]. 中国针灸, 1999(1): 8-10.

[9] 骆保杰,戴豪良,中野律子. 电针对贫血大鼠体内微量元素分布的影响 [J]. 上海针灸杂志, 1998, 17(3): 37-39.

热敏灸对递增大强度运动大鼠运动能力和心肌、骨骼肌细胞线粒体过氧化损伤的影响研究 [14]

热敏灸,又称热敏悬灸,全称"腧穴热敏化艾灸新疗法"。热敏灸因不用针、不接触人体,无伤害、无痛苦、无毒副作用,

---

[14] 相关内容参见: 柯维旺,朱梅菊,朱洪竹,等. 热敏灸对递增大强度运动大鼠运动能力和心肌、骨骼肌细胞线粒体过氧化损伤的影响研究 [J]. 井冈山大学学报(自然科学版), 2016, 37(2): 83-87.

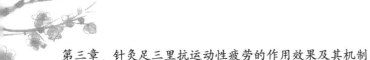

效果却超过临床针灸而出名。其治疗范围广泛,对临床 100 多种常见病、疑难杂症有独特疗效,开创了一条治疗疾病的内源性热敏调控新途径[1]。但截至目前,有关热敏灸抗运动性疲劳的研究报道尚无。诸多研究表明,足三里是抗运动性疲劳的常用穴位[2,3]。心肌和骨骼肌细胞线粒体过氧化损伤是运动性疲劳产生的主要外周机制[4]。因此,本研究旨在通过分析并比较热敏灸与普通悬灸足三里对递增大强度运动大鼠运动能力、心肌和骨骼肌细胞线粒体过氧化损伤的影响,为寻找到一种无痛苦、无毒副作用,效果显著的抗运动性疲劳新疗法提供实验依据。

(一)材料与方法

1. 实验动物与分组　40 只 6 周龄、清洁级的雄性 SD 大鼠,购自湖南斯莱克景达实验动物有限公司 [SCXK(湘)2011-0003]。大鼠体重(211±25)g,分笼饲养。自然光照,动物房内温度(20±3)℃,相对湿度 40%~60%。适应性饲养 2 天后,随机分为正常对照组、单纯运动组、运动+普通悬灸组、运动+热敏灸组,每组 10 只。

2. 穴位热敏化的标准　足三里的定位:膝关节外侧,腓骨头下 3.5mm。左右各一[5,6]。热敏灸方法:在足三里按下述步骤分别进行回旋、雀啄、往返、温和四部法施灸操作。先行回旋灸 1 分钟温热局部气血,继以雀啄灸 1 分钟加强敏化,循环往返灸 1 分钟激发经气,再施以温和灸发动感传,开通经络。艾灸足三里 10 分钟后,对大鼠进行红外热像检测,红外热成像产生沿脊柱纵向扩散或横向扩散的红外辐射增强区域(温度升高 0.5℃以上)长径 ≥3cm 被视为腧穴的热敏化阳性[7]。

3. 艾灸方法　跑台训练的第 1 天开始介入艾灸治疗。于每日早上 9:30 起,普通悬灸组与热敏灸组分别治疗 15 分钟、30 分钟,每日 1 次,共 14 天。

4. 运动方式　采用跑台运动方式,对大鼠进行递增大强度负荷训练。主要的实验仪器是 ZH-PT 动物实验跑台(淮北正华)。

跑台运动方案按汶希、潘华山等建立的大鼠跑台运动疲劳模型[8]，跑台坡度为0°，具体见表3-18。跑台训练期间对大鼠的运动能力和行为学进行观察与记录。正常对照组大鼠相同条件下常规喂养，自由活动，但不进行跑台训练。第15天，除正常对照组大鼠外，其余各组大鼠均进行跑台力竭训练，记录力竭时间。当运动出现腹部与跑道接触呈卧位跑，反应迟钝，对捕捉者"逃避"反应差，停止运动后呈卧位倦息表现，说明大鼠已达到力竭[9]。

表3-18　运动方案（m/min × min）

时间	星期一	星期二	星期三	星期四	星期五	星期六	星期天
第1周	15 × 15	15 × 15	18 × 20	18 × 20	18 × 25	18 × 25	20 × 25
第2周	25 × 25	25 × 25	25 × 30	25 × 30	30 × 30	30 × 30	30 × 30

5. 线粒体的提取与制备　力竭大鼠运动后即刻，1%戊巴比妥溶液腹腔麻醉，迅速取出心脏和左下肢趾长伸肌，分别用冰冷的生理盐水漂洗，除去血液，滤纸拭干，称重，放入小烧杯，加入匀浆介质，剪碎，组织匀浆器匀浆，在0~4℃条件下用差速离心法分别提取骨骼肌和心肌线粒体[10]。线粒体蛋白含量用双缩脲法测定。

6. SOD活性和MDA含量测定　超氧化物歧化酶（SOD）活性，采用黄嘌呤氧化酶法；丙二醛（MDA）含量，采用TBA比色法，试剂盒均购自南京建成生物工程研究所。

7. 数据处理　所有数据均以$\bar{X} \pm SD$表示，采用单因素方差分析法，进行均数间差异显著性检验，显著性水平$\alpha = 0.05$。统计学处理均在SPSS17.0计算机统计软件上完成。

（二）结果

1. 热敏灸对大强度运动大鼠一般情况的影响　实验前各组大鼠活泼好动，毛发光泽，食欲良好，对外界刺激反应灵敏。随着运动量的增加，单纯运动组大鼠出现活动减少，对外界刺激反应迟钝，食欲增加不明显，体重无明显增加、甚至下降，神疲乏

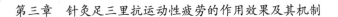

力等疲劳症状。而运动＋普通悬灸组和运动＋热敏灸组大鼠上述疲劳症状具有较明显的改善，运动＋热敏灸组效果更显著。

2. 热敏灸对大强度运动大鼠跑台力竭时间的影响　单纯运动组大鼠跑台力竭时间显著低于运动＋普通悬灸组和运动＋热敏灸组，均 $P < 0.01$。运动＋热敏灸组大鼠跑台力竭时间显著高于运动＋普通悬灸组，$P < 0.01$。见表3-19。

表3-19　各组大鼠力竭时间的比较（$n=10$）

分组	单纯运动组	运动＋普通悬灸组	运动＋热敏灸组
力竭时间（分钟）	61.86 ± 10.43	78.83 ± 5.74[**]	118.00 ± 5.93[**,§§]

注：[**]$P < 0.01$，与单纯运动组比较；[§§]$P < 0.01$，与运动＋普通悬灸组比较。

3. 热敏灸对大强度运动大鼠心肌细胞线粒体 SOD 活性和 MDA 含量的影响　单纯运动组大鼠心肌细胞线粒体 SOD 活性明显低于其他3组，MAD 含量显著高于其他3组，均 $P < 0.01$。运动＋热敏灸组大鼠心肌细胞线粒体 SOD 活性高于运动＋普通悬灸组，但低于正常对照组，MDA 含量低于运动＋普通悬灸组，但高于正常对照组，均 $P < 0.01$。见表3-20。

表3-20　各组大鼠心肌细胞线粒体 SOD 活性和
MDA 含量的比较（$n=10$）

指标	正常对照组	单纯运动组	运动＋普通悬灸组	运动＋热敏灸组
SOD（U/mgprot）	331.29 ± 6.45	229.71 ± 7.49[††]	275.50 ± 7.39[††,**]	320.00 ± 6.23[††,**,§§]
MDA（nmol/ml）	8.56 ± 0.41	30.46 ± 0.81[††]	18.54 ± 0.47[††,**]	12.36 ± 0.80[††,**,§§]

注：[††]$P < 0.01$，与正常对照组比较；[**]$P < 0.01$，与单纯运动组比较；[§§]$P < 0.01$，与运动＋普通悬灸组比较。

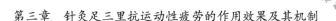

4. 热敏灸对大强度运动大鼠骨骼肌细胞线粒体 SOD 活性和 MDA 含量的影响　单纯运动组大鼠骨骼肌细胞线粒体 SOD 活性明显低于其他 3 组,MAD 含量显著高于其他 3 组（$P < 0.01$ 或 $P < 0.05$）。运动 + 热敏灸组大鼠骨骼肌细胞线粒体 SOD 活性高于运动 + 普通悬灸组（$P < 0.01$）,与正常对照组比较差异无显著性（$P > 0.05$）;MDA 含量低于运动 + 普通悬灸组,但高于正常对照组（均 $P < 0.01$）。见表 3-21。

表 3-21　各组大鼠骨骼肌细胞线粒体 SOD 活性和
MDA 含量的比较（$n=10$）

指标	正常对照组	单纯运动组	运动 + 普通悬灸组	运动 + 热敏灸组
SOD （U/mgprot）	385.14 ± 5.52	353.14 ± 10.95††	368.00 ± 13.07††, *	385.83 ± 9.43**, § §
MDA （nmol/ml）	11.91 ± 0.92	38.32 ± 1.42††	20.35 ± 1.61††, **	17.29 ± 1.24††, **, § §

注:††$P < 0.01$,与正常对照组比较;*$P < 0.05$,**$P < 0.01$,与单纯运动组比较;§ §$P < 0.01$,与运动 + 普通悬灸组比较。

（三）讨论

本项研究表明,普通悬灸和热敏灸足三里均能明显改善递增大强度运动大鼠疲劳相关症状,提高其运动能力,降低过度运动大鼠心肌和骨骼肌细胞线粒体过氧化损伤。但热敏灸的效果优于普通悬灸组。

线粒体不但是肌肉活动所需能量的提供者,而且是心肌、骨骼肌细胞中调节 Ca^{2+} 代谢的重要器官之一,在调节胞质 Ca^{2+} 稳态中发挥重要作用,是保证心肌、骨骼肌细胞正常功能的基础[11]。MDA 含量和 SOD 活性是反映机体氧自由基代谢的主要指标之一。研究表明,长期递增负荷训练致脂质过氧化产物的大量增加,随着脂质过氧化产物的发生,会导致膜流动性、通透

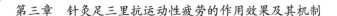

性和兴奋性的降低[12]，引起疲劳。经典的抗氧化剂可有效延缓疲劳的发生[13]。本项研究结果表明，单纯运动组大鼠心肌、骨骼肌细胞线粒体 MDA 含量显著升高，进一步证实了自由基产物的大量增加是导致运动性疲劳产生的主要原因之一。运动 + 热敏灸组大鼠心肌、骨骼肌线粒体 SOD 活性分别高于单纯运动组、运动 + 普通悬灸组，而 MDA 含量分别低于单纯运动组、运动 + 普通悬灸组，提示与普通悬灸比较，热敏灸能通过提高运动大鼠骨骼肌细胞线粒体 SOD 活性，加速自由基清除，从而表现出显著的保护疲劳心肌、骨骼肌细胞线粒体作用。

根据中医理论，脾为后天之本，气血生化之源，主四肢，与运动关系密切，因此补脾益气法是防治运动性疲劳的主要治法之一。足三里为足阳明胃经合穴，早在金元时期，李杲就提倡"当从胃合三里穴中推而扬之，以伸元气"，认为刺激足三里能起到补益脾肾元气之功。因此，足三里历来就被推崇为健脾补虚培元的要穴。研究表明，针刺足三里可显著延长小鼠的负重游泳时间和常压耐缺氧时间，且与人参水煎液无明显差异[14]。近年的研究又表明，普通悬灸足三里能有效提高运动疲劳大鼠骨骼肌线粒体抗氧化酶活性、增加骨骼肌血流灌注，缓解外周骨骼肌的运动疲劳，提高运动耐力，其效应优于针刺足三里[15]。本项研究进一步表明，热敏灸足三里在改善递增大强度运动大鼠疲劳相关症状，提高其运动能力，降低心肌和骨骼肌细胞线粒体过氧化损伤等方面显著优于普通悬灸组。

艾灸是使用灸火给人体以温热性刺激，通过经络腧穴的作用，以达到防治疾病目的的一种方法，有温经散寒、扶阳固脱、消瘀散结、防病保健作用[16]。热敏灸疗法是采用艾绒等燃烧时产生的艾热施灸热敏态穴位，激发透热、扩热、传热、局部微热或不热，而远部热、表面微热或不热，深部热、非热感觉等灸感和经气传导，并使个体消敏灸量达到饱和，从而使艾灸疗效提高的一种新疗法[7]。研究表明，脑疲劳状态下人体腧穴热敏化现象出现频

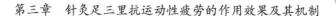

率较非脑疲劳状态下高[17]。热敏灸疗法治疗慢性疲劳综合征疗效显著[18,19]。本项研究结果亦表明,热敏灸具有显著的抗运动性疲劳和保护运动大鼠心肌和骨骼肌线粒体过氧化损伤作用,为在体育运动实际中运用热敏灸抗疲劳提供了部分实验依据。

参 考 文 献

[1] 陈日新,康明非. 腧穴热敏化的临床应用[J]. 中国针灸,2007,27(3):199-200.

[2] 吴立红,董茂生,方剑乔,等. 逆针灸足三里穴对士兵高强度军事训练疲劳恢复的影响[J]. 浙江中医药大学学报,2014,38(10):1217-1220.

[3] 李虹霖,王玉珏,夏昆鹏,等. 不同干预手法作用于足三里穴对运动性疲劳大鼠脑内5-HT的影响[J]. 针灸临床杂志,2015,31(8):71-72.

[4] 季宇彬,李睿,汲晨锋. 运动性疲劳与线粒体功能[J]. 亚太传统医药,2008,4(9):8-12.

[5] 李忠仁. 实验针灸学[M]. 北京:中国中医药出版社,2007.

[6] 胡元亮. 实用动物针灸手册[M]. 北京:中国农业出版社,2003.

[7] 张伟,熊俊. 热敏灸大椎穴对哮喘大鼠神经源性炎症的影响[J]. 时珍国医国药,2015,26(3):749-751.

[8] 汶希,潘华山,冯毅翀. 大鼠运动性疲劳模型的建立[J]. 中国实验动物学报,2009,17(5):368-372.

[9] 朱洪竹,肖国强,朱梅菊,等. 毛蕊花苷和马蒂苷对递增大强度运动大鼠心肌和骨骼肌细胞线粒体过氧化损伤的保护作用[J]. 井冈山大学学报(自然科学版),2012,33(6):81-85.

[10] 左绍远. 云南产螺旋藻多糖抗氧化抗疲劳作用的实验研究[J]. 中国生化药物杂志,1995(6):255-258.

[11] 黄丽英. 线粒体自由基与运动性疲劳产生机制的探讨[J]. 生物物理学报,2009,25(增刊):391-392.

[12] Gokhan Metin, Pinar Atukeren, A Ata Alturfan, et al. Lipid peroxidation,

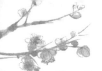

erythrocyte superoxide-dismutase activity and trace metals in young male footballers[J]. Yonsei Med, 2003, 44(6): 979-986.

[13] Novelli GP, Bracciotti G, Falsini S. Spin-trappers and vitamin E prolong endurance to muscle fatigue inmice[J]. Free Radic Blot Med, 1990, 8(1): 9-13.

[14] 孙娜, 高秀娟, 刘慧娟, 等. 针刺"足三里"对小鼠抗疲劳、耐缺氧作用的研究 [J]. 内蒙古中医药, 2013, 32(25): 75-76.

[15] 刘汉平, 梁波, 曾常春, 等. 针刺及艾灸足三里穴缓解大鼠运动疲劳作用的比较 [J]. 中国组织工程研究与临床康复, 2009, 13(24): 4725-4729.

[16] 张伟, 熊俊, 张琳, 等. 热敏灸"大椎"穴对哮喘大鼠行为学及细胞免疫学机制的影响 [J]. 新中医, 2013, 45(4): 153-155.

[17] 任泓宇, 钟正, 杨朔, 等. 脑疲劳状态下腧穴热敏化现象研究 [J]. 中医杂志, 2015, 56(1): 48-51.

[18] 李哲. 热敏灸治疗慢性疲劳综合征临床研究 [J]. 中医学报, 2012, 27 (5): 643-644.

[19] 饶晓明, 罗昭娜, 王秀玲. 热敏灸治疗慢性疲劳综合征 33 例 [J]. 江西中医药, 2011, 42(5): 66-67.

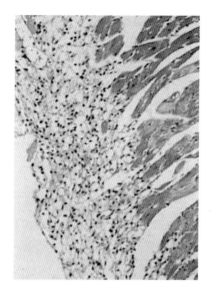

彩图1 F组小鼠心肌细胞变性、坏死非常明显。HE染色 ×100

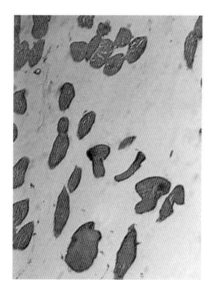

彩图2 F组小鼠骨骼肌细胞肿胀，变性、坏死非常明显。
HE染色 ×200

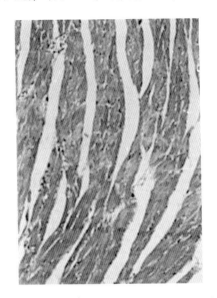

彩图3　FS组小鼠心肌细胞变性、坏死不明显。HE染色　×100

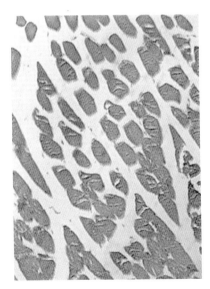

彩图4　FS组小鼠骨骼肌细胞呈梭形排列,变性、坏死明显减轻。

HE染色　×200

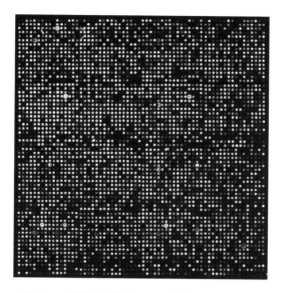

彩图 5 模型组大鼠脑组织和中药组大鼠脑组织
双色荧光标记叠加图

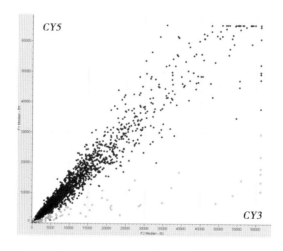

彩图 6 模型组大鼠脑组织和中药组大鼠脑组织
杂交信号强度散点图